HYSTÉRICISME ET HYSTÉRIE

DU

SOMMEIL HYSTÉRIQUE

EN PARTICULIER

PAR

Fernand ESPANET,

Docteur en médecine de la Faculté de Paris,
Ex-aide-major à l'ambulance du Midi (Armée de l'Est),
Croix de bronze de la Société de secours aux blessés (1870-71),
Ancien élève des hôpitaux de Marseille.

PARIS

ADRIEN DELAHAYE, LIBRAIRE-ÉDITEUR

PLACE DE L'ÉCOLE-DE-MÉDECINE.

1875

HYSTÉRICISME ET HYSTÉRIE

DU

SOMMEIL HYSTÉRIQUE

EN PARTICULIER

PAR

Fernand ESPANET,

Docteur en médecine de la Faculté de Paris,
Ex-aide-major à l'ambulance du Midi (Armée de l'Est),
Croix de bronze de la Société de secours aux blessés (1870-71),
Ancien élève des hôpitaux de Marseille.

PARIS

ADRIEN DELAHAYE, LIBRAIRE-ÉDITEUR

PLACE DE L'ÉCOLE-DE-MÉDECINE.

1875

INTRODUCTION.

Ce n'est ni une histoire, ni une description complètes
de l'hystérie que nous entreprenons ici : nous ne vou-
lons aborder que quelques points dans l'étude de cette
névrose.

Il était certes téméraire de notre part de venir après
Briquet et tant d'illustres maîtres plus modernes, parler
de l'hystérie. Aussi n'avons-nous point touché aux traits
principaux de la maladie, si bien esquissés par l'ancien
médecin de la Charité. Nous avons omis à dessein leur
entière description, en ne faisant que les citer. Pour
nous étendre davantage, nous passerons en revue certains phénomènes précurseurs de l'affection, que nous
avons présentés sous le nom d'hystéricisme, et nous
insisterons en en montrant les quelques avantages et
les sérieux inconvénients sur la question du sommeil
hystérique naturel et artificiel. L'hystérie échappe en
partie encore à un cadre parfaitement défini, et si souvent elle apparaît avec tous ses caractères pathologi-
ques, d'autres fois elle représente un état qu'on peut
à peine appeler pathologique, puisqu'il n'entraîne aucun dérangement appréciable dans la santé générale,
mais qui n'appartient pas non plus à la physiologie.
Il est le chemin qui mène à l'hystérie, et n'y aboutit
pas forcément. C'est ce que nous étudierons dans l'hystéricisme.

HYSTÉRICISME ET HYSTÉRIE

DU SOMMEIL HYSTÉRIQUE

EN PARTICULIER

Se tromper, tromper, être trompé.
PARCHAPPE.

CHAPITRE Ier.

§ I. — *Définition.* — *Genèse.* — *Étiologie.*

Définir l'hystérie serait imprudent de ma part : maladie essentiellement confuse et désordonnée, elle échappe à un type uniforme. Les troubles psychiques se lient si intimément aux désordres du corps qu'il est difficile, pour ne point dire impossible, de débrouiller le chaos pathologique et d'arriver à la source réelle. Je dirai simplement que l'hystérie est une névrose essentiellement caractérisée par des symptômes très-divers, mais qui ont ceci de commun que, tout compliqués et prolongés qu'ils paraissent, ils peuvent disparaître instantanément, et ne plus laisser aucune trace de leur lésion apparente.

Le professeur Lasègue n'est pas allé plus loin lorsqu'il a dit (1) : « On désigne provisoirement sous le nom d'*hystérie* un ensemble de manifestations nerveuses se produisant de préférence chez les jeunes femmes, se rencontrant chez les jeunes gens par une rare exception, et ne relevant pas d'une lésion connue des centres nerveux. »

Parmi ces symptômes, il en est certains qui ne sont pas l'hystérie proprement dite, mais en sont le prologue. Ils ne constituent pas la maladie franche; ils peuvent même rester toujours à l'état embryonnaire. Mais ils existent à peu près sans exception chez toutes les femmes : ils ne sont pas une maladie, ils constituent une prédisposition.

Chambon, de Monteaux, le premier, en 1784, donna un nom à cette prédisposition : il l'appelle *hystéricisme*, et entend par là la forme non convulsive de l'hystérie.

Ce que Chambon mettait aux prodromes de la névrose, Trousseau l'en isole un peu plus. Pour lui, l'hystéricisme est cet ensemble de dispositions physiques ou morales particulières qui constitue la mobilité nerveuse portée à un très-haut degré. « Par *mobilité nerveuse* on entend, dit-il dans sa *Clinique*, un état intermédiaire au spasme et à l'innervation viscérale normale. Il touche à l'*état vaporeux*, le précède immédiatement, en est la condition nécessaire, et n'attend qu'une intensité croissante dans ses phénomènes ou le contact de la cause la plus légère pour s'élever jusqu'à lui. Or, cette mobilité nerveuse, qui n'est souvent que le plus haut degré de la prédisposition aux spasmes, cette mobilité nerveuse, état constitutionnel chez bien des fem-

(1) Lasègue. Archiv. gén. de méd. ; 1864.

mes, n'est chez aucune plus prononcée que chez les hystériques. »

Je vais plus loin que Trousseau, et je dis que cet état de mobilité nerveuse est à peu près sans exception constitutionnel chez toutes les femmes : il fait partie de l'essence même de l'être féminin.

Il y a quatre opinions pour donner un siége à la lésion supposée que produit l'hystérie. Hippocrate et son école le placent dans l'utérus, qu'ils font un être de sentiment et de mouvement. Puis on l'a rattaché à des désordres viscéraux ; ensuite le système nerveux général a été incriminé ; et, en dernier lieu, on s'est rabattu sur le cerveau, le soupçonnant à juste titre d'être le foyer principal des accidents hystériformes, et on a fait de la névrose une encéphalite spasmodique.

Débattre la vérité au milieu de tant d'opinions paraît difficile au premier abord : chaque opinion a encore ses partisans. Mais pourquoi vouloir chercher la plupart du temps une lésion qui n'existe pas, au moins dans les premiers temps, et ne pas voir que l'affection s'établit peu à peu, se servant, pour ainsi dire, de simples causes très-physiologiques pour manifester ses effets ? Toutes ces causes se relient entre elles et dépendent l'une de l'autre. Je vais les passer successivement en revue.

Cullen, cité par Schutzenberger (1), ne dit-il pas : « Il me paraît évident que les paroxysmes de l'hystérie commencent par une affection spasmodique et convulsive du canal alimentaire, qui, de là, se communique au cerveau et à une grande partie du système nerveux.

(1) Schutzenberger. Gaz. médic., 1846, p. 483.

Cependant, les acès ont si souvent une telle connexion avec le flux menstruel, et avec toutes les maladies qui dépendent de l'état des parties de la génération, que c'est avec raison que les médecins ont de tout temps considéré l'hystéricisme comme une affection de l'utérus. »

On a dit autrefois : l'utérus, c'est la femme. C. Négrier, d'Angers, a voulu être plus scientifique lorsqu'il a dit : *l'ovaire, c'est la femme* : « L'influence, dit-il (1), d'un développement considérable des ovaires, annoncé tout d'abord par la précocité de l'hémorrhagie menstruelle, se manifeste aussi par des phénomènes généraux et particuliers qu'il est important de noter, afin de pouvoir constater le point de départ des troubles physiques ou moraux qui viennent souvent altérer la santé des sujets doués d'un semblable héritage. » Cette apparition précoce, annonçant la nubilité chez la femme, apparition que l'on peut voir dès l'âge de neuf ou dix ans, est ce que Négrier appelle *tempérament ovarien*. D'autres fois, la fonction menstruelle ne s'établira que plus tard. Voici, du reste, une statistique que j'emprunte au nouveau Dictionnaire de chirurgie et de médecine (voy. *Hystérie*). En additionnant les chiffres dressés par Landouzy, Georget, Beau et Briquet, pour l'apparition de l'hystérie, on trouve 820 cas, pour lesquels on a :

(1) Négrier. Recueil de faits pour servir à l'histoire des ovaires et des affections hystériques; Angers, 1858.

71	fois	de	0	à	10	ans.
157	—	de	10	à	15	—
259	—	de	15	à	20	—
158	—	de	20	à	25	—
67	—	de	25	à	30	—
47	—	de	30	à	35	—
25	—	de	35	à	40	—
21	—	de	40	à	50	—
15	—	de	50	à	80	—

Donc, de 10 à 20 ans, 416 cas; plus de la moitié. Je constate ce premier fait de l'apparition plus fréquente de la névrose à l'époque ou autour de l'établissement de la puberté. Qu'est-ce qui se passe? Est-ce une maladie de l'utérus ou de l'ovaire? Du tout : on ne peut invoquer une maladie qui n'existe pas. C'est un travail physiologique, ou mieux une transformation de l'enfant qui devient femme. Cette transformation imprime au sujet son caractère spécial et définitif : elle lui confère ses vrais attributs. Jusqu'à cette époque, l'énergie fonctionnelle des organes était endormie. Mais lorsque ces mêmes organes passent de la vie végétative à la vie animale, en même temps se réveille l'influence pathogénique de la névrose, qui trouve un terrain approprié. Le caractère se dessine, il devient impressionnable : moins forte moralement, comme elle l'est déjà physiquement, la femme n'a pas à sa disposition le degré de réaction voulu pour dominer ses impressions. Fatiguée avant la lutte, le mal n'a pas de difficultés pour l'atteindre, et il suffit du moindre choc pour le faire surgir.

L'éducation, répète-t-on partout, fait triompher de cette prédisposition et pallie ses atteintes. Il faut s'entendre sur le mot éducation. L'expression avoir reçu une bonne éducation emporte avec elle l'idée de con-

Espanet.　　　　　　　　　　　　　2

naissances étendues sur toute espèce de matières, d'é-
tudes approfondies des lettres et des arts. L'éducation
a aussi son côté physique : les exercices, le lieu d'ha-
bitation, les habitudes du milieu domestique où l'on
se trouve.

Il m'est impossible de ne pas faire le parallèle de la
jeune fille de la ville et celle de la campagne : le raffi-
nement de la civilisation fait naître pour la première
mille causes incessantes qui émoustillent son système
nerveux, au moment même où il fallait, pour prévenir
cet exubérant nervosisme, que le travail corporel pré-
valût sur celui de la *folle du logis*. Confinée, désœuvrée
souvent, ne se livrant jamais à aucun exercice profi-
table ou raisonnable, n'ayant, dès un certain âge, dans
la classe aisée, du moins, aucune tache réglée, l'étiolement moral amène l'étiolement physique. Et si, par
une impulsion bien naturelle à cet âge, les impressions
affectives viennent occuper leur place, alors que les sens
s'allument, — excitations génitales qui concentrent
l'activité nerveuse dans les sphères inférieures de l'a-
nimalité, et favorisent ainsi l'affaiblissement de la volonté et des facultés cérébrales supérieures (Jaccoud),—
ces impressions affectives et passionnelles, dis-je, agis-
sent au moins comme moyen de transmission.

Et si, prenant nos exemples dans la classe ouvrière
des villes, nous considérons le travail des filles d'ate-
liers, nous voyons que c'est justement à l'âge où la
transformation organique va s'opérer chez elles, qu'on
les fait travailler, en leur demandant souvent plus de
travail qu'elles ne peuvent en donner, enfermées dans
des salles qui ont souvent pour moindre inconvénient
de contenir trop de personnes.

Prenons une villageoise. Elle est ordinairement forte, bien constituée : peu de poitrine, des membres robustes surtout. Elle porte des fardeaux, travaille même la terre. On ne verra pas chez elle cette difficulté de l'établissement de la grande fonction et ces troubles viscéraux si fréquents chez les autres. Je ne veux point dire que la villageoise soit complètement indemne du mal. Il peut l'atteindre jusqu'à la campagne ; mais c'est bien plus rare.

Est-il besoin de prouver que l'imitation donnera naissance à la névrose, alors que toutes les autres causes auront paru ne pas agir. Les auteurs sont pleins d'observations de femmes portant secours à leur compagne en convulsions, qui ont à leur tour un accès d'hystérie. Là, une servante qui est atteinte en secourant sa maîtresse : ici, ce sont les voisines de lit dans un hôpital qui gagnent le mal en l'observant chez une autre. On a pu même voir des sortes d'épidémies reproduisant en petit et faisant comprendre les grandes épidémies de Saint-Médard, des Cévennes et tant d'autres.

Dans les tombeaux des Egyptiens, découverts il y a quelques années, on a trouvé des grains de blé conservés là avec les momies depuis des siècles. Il a suffi de les jeter en terre dans des conditions favorables, et ils ont germé. Une jeune fille de la campagne vient dans une grande ville. Elle a joui jusqu'alors d'une santé parfaite et qui paraissait inébranlable. Tout d'un coup, à la vue de sa maîtresse qui a une crise, elle tombe dans une convulsion hystérique des plus violentes. Il semble même que la maladie se rattrappe en intensité, parce qu'elle ne s'est point usée en petites attaques. C'est la vraie décharge nerveuse d'un

tempérament ovarien, qui ne demandait qu'un choc
pour éclater. Le grain de blé, c'est la jeune fille ; ce
qui la protégeait, c'était la campagne et son isolement. Elle est jetée dans le terrain préparé de la
grande ville, l'imitation fait le reste. Ce n'est donc pas
seulement l'air sain et pur qui la protégeait : son isolement relatif et parfois presque complet lui permet de
ne pas gagner le mal ; mais tout démontre qu'elle était
apte comme les autres à l'hystérie et à ses désordres.

Voilà la grande ville incriminée. De quelle façon
agit-elle ? Les climats chauds prédisposent aux règles
plus précoces, écrit-on partout, aux hémorrhagies plus
fréquentes et plus intenses. Dans ce cas, les grandes
villes font l'effet des climats chauds, en ce sens que le
genre de vie qu'on y mène influence l'apparition et le
retour plus accentué de l'époque menstruelle. Est-ce
cette communauté de vie plus intime qui réunit les
personnes des deux sexes en plus grand nombre et
dans un espace plus restreint ? Je suis tenté d'admettre
cette causalité de communauté, si je me fonde sur les
expériences de Coste. Tout le monde connaît cette expérience qui consiste à observer deux fois par an le rut
chez une lapine : elle en présente quatre, c'est-à-dire
le double, alors qu'elle sera placée dans une cage près
d'un mâle, même sans avoir avec lui de communication
directe. Ce que l'animalité brute produit ici, à plus forte
raison fera l'animalité intelligente et raisonnable (Pajot).

Et de cette première cause un peu expérimentale
peut-être, en ressort une autre trop fréquente dans les
villes, c'est la chlorose et l'anémie. Une alliance intime
unit l'hystérie à la chlorose, à tel point que M. N. Gueneau de Mussy prétend n'avoir pas encore vu d'hysté-

rie bien dessinée sans chlorose. « Dans toutes les chlo-
rosee confirmées, dit-il du reste (1), nous trouvons sinon
des symptômes décidément hystériques, au moins ces
troubles moins prononcés de l'innervation qu'on a dé-
signés sous le nom d'hystéricisme... Dans tous les cas,
l'état chlorotique, quand il est très-prononcé, favorise
le développement et la persistance de l'hystérie, et cela
est si vrai, qu'instinctivement, dans ce cas, tous les
médecins prescrivent le traitement de la chlorose, en
s'appuyant sur cet axiome que j'ai déjà cité : *sanguis
moderator nervorum*. Faut-il s'étonner que cette affinité
se manifeste dans les symptômes, dans l'influence réciproque de ces deux maladies, puisqu'on la retrouve
jusque dans leur origine. La chlorose que nous étudions
ici, la chlorose type, la plus commune de toutes, se lie
à un trouble de l'appareil génésique; et j'ai cherché
à montrer, il y a quelques années, dans une longue
suite de leçons sur l'hystérie, que c'était également ·
dans un trouble de l'appareil génésique qu'il fallait en
placer le point de départ, conformément à l'intention
de la médecine antique et au sens même de cette maladie. »

Dans un autre ordre d'idées, et pour la théorie de
ceux qui mettent la névrose dans les viscères, je place
ici une réflexion d'analogie. Nous voyons l'hystérie, ou
au moins l'hystéricisme (nous en donnerons mieux plus
loin les caractères et les symptômes), se produire, dans
le plus grand nombre des cas, au moment où l'utérus
se réveille et prend part à la vie organique de la femme.
On admet généralement que la grossesse, loin d'aug-

(1) Noël Gueneau de Mussy. Clinique médicale, 1874, p. 196.

menter les phénomènes de l'hystérie, paraît au contraire
les ralentir, s'ils existaient déjà et ne les fait point ordinairement apparaître, lorsqu'ils n'existaient pas primitivement. S'est-on rendu compte de ces vomissements qui arrivent dans les trois premiers mois de la
grossesse ? Je n'ai trouvé nulle part une raison plausible
du phénomène ; et quand tous les auteurs auront allégué
l'action réflexe, la sympathie nerveuse qui relie l'estomac à l'utérus, j'aurai encore le droit, à mon sens,
d'ajouter une filiation plus explicative, en donnant le
phénomène comme un symptôme hystérique. Je sais
bien qu'on l'a expliqué par la présence de l'albumine
dans l'urine et la prédominance de l'urée dans le sang.
Je ferai remarquer tout de suite que les vomissements
chez la femme enceinte arrivent dès le premier mois et
ne dépasse guère en général le troisième, tandis que
c'est à peine dans la fin du second qu'apparaît l'urine
albumineuse et qu'elle persiste au delà du huitième.
Et quand la tête fœtale est au *couronnement,* alléguera-
t-on encore l'albumine, et n'est-ce point cet état passager
qui produira souvent de violents vomissements et même
des convulsions hystériformes? Je laisse de côté la manifestation éclamptique qui peut éclater à ce moment.

On voit donc qu'on peut compter avec l'utérus, et
l'accuser d'être au moins en partie la cause du mal.
Mais il ne faut pas avec Hippocrate et ses partisans
rechercher chez lui une lésion qui n'existe pas. Bien
plus, lorsqu'il y aura lésion sérieuse, cancer, mé-
trite, etc., l'état nerveux ne se réveillera pas davantage ; il s'affaiblira même parfois. C'est ainsi que l'entend Courty : l'éminent professeur de Montpellier reconnaît très-bien que l'hystérie est causée par l'altération

fonctionnelle des organes de la reproduction. « Je
dis altération fonctionnelle, écrit-il (1), plutôt qu'une
maladie ; car le plus souvent c'est un état d'excitation,
une irritation nerveuse ou vasculaire de quelques points
des organes génitaux, qui, chez les femmes maigres,
pâles, impressionnables, portant déjà en elles la prédisposition ou même l'affection hystérique, détermine
le développement de la maladie. »Quand la matrice devient malade, les femmes « n'accusent presque jamais
ni la boule hystérique, ni les convulsions caractéristi-
ques, et ne sont que rarement atteintes par de grandes
attaques. En un mot, l'hystérie proprement dite est un
des troubles nerveux qui se présentent peut-être le plus
rarement comme symptômes de maladies utérines. »

C'est donc avec l'utérus agissant physiologiquement,
en parfaite santé, qu'apparaîtront les symptômes hystériformes. Et si plus tard, les paralysies, les contractures, etc., se montrent et qu'il soit difficile de ne pas
rapporter à l'encéphale et à la moelle le point de départ des accidents, nous n'en sommes pas moins auto-
risé à regarder l'utérus comme le premier moteur qui
met en branle le système nerveux.

On a dit avec raison des phénomènes de la grossesse,
que, à l'exclusion de toutes les autres fonctions physio-
logiques de l'économie, ils présentaient ce caractère
particulier d'être des phénomènes de pathologie physiologique (Pajot). Etendons cette idée à toutes les fonctions du système génital en général, et disons que la
physiologie de l'utérus et de ses annexes s'accomplit
trop souvent pathologiquement. Cette hyperesthésie

(1) Courty. Traité pratique des maladies de l'utérus et de ses annexes ; 1866, p. 91

ovarienne, par exemple, qui détermine la plupart du temps l'attaque complète, lorsqu'on presse sur la région de l'organe, ressemble fort à cette hyperesthésie momentanée de la région stomacale qu'ont beaucoup de personnes au moment de la digestion, et qui pour cela, n'ont aucune maladie de l'estomac qui fonctionne on ne peut plus physiologiquement.

Charcot (1) dit en parlant du livre de M. Briquet : « Tout ce qui touche à l'ovaire et à l'utérus y est traité avec une disposition d'esprit singulière de la part de ce médecin. C'est une sorte de pruderie, de sentimentalisme inexplicable. Il semble qu'à l'égard de ces questions, l'auteur soit toujours dominé par une seule préoccupation. « En voulant tout rapporter à l'ovaire et à l'utérus, dit-il, par exemple, quelque part, on fait de l'hystérie une maladie de lubricité, une affection honteuse, propre à rendre les hystériques des objets de dégoût et de pitié. » En vérité, ce n'est pas là la question. Pour mon compte, je suis loin de croire que la lubricité soit toujours en jeu dans l'hystérie ; je suis même convaincu du contraire. Je ne suis pas non plus partisan exclusif de la doctrine ancienne, qui place le point de départ de la maladie hystérique tout entière dans les organes génitaux ; mais, avec Schutzenberger, je crois qu'il est péremptoirement démontré que, dans une forme spéciale de l'hystérie, que j'appellerai, si vous voulez, *ovarienne* ou *ovarique*, l'ovaire joue un rôle important. »

Je ne crois mieux faire pour éclairer la question, que

______

(1) Charcot. Leçons sur les maladies du système nerveux ; 1873.

de prendre la 47ᵉ observation de Briquet et de la résumer ici (1) :

Rosalie Dehu, couturière, âgée de 37 ans, tempérament biliosonerveux, très-impressionnable, mariée. Migraines depuis l'âge de 12 ans. A 29 ans, à la suite d'une atteinte de choléra, céphalalgie vive à gauche et crampes du côté du corps. A 37 ans (décembre 1856), attaque, à la suite de fatigues prolongées, d'une hémiplégie complète du côté gauche du corps avec contractures des membres et de la face de ce côté. Traitement : inhalations de chloroforme, puis applications continues d'éther acétique. Des ventouses amènent l'amélioration.

Vers le milieu d'avril 1857, la malade était depuis plusieurs jours en bon état et n'éprouvait ni douleurs, ni contractures dans les membres, lorsque les menstrues survinrent : elles coulèrent convenablement et ne s'accompagnèrent d'aucune souffrance notable ni à l'utérus ni à ses annexes, et néanmoins les douleurs et la contraction du côté gauche du corps revinrent en deux jours à peu près avec leur intensité primitive. Ventouses scarifiées qui font cesser les accidents. Sortie de la Charité en juin, avec quelques contractures partielles et chloro-anémie peu prononcée.

Depuis deux ans, son état s'améliore. Toujours quelques contractures, fréquents vomissements. Mais à chaque époque menstruelle, il se fait une recrudescence des accidents, et voici comment les choses se passent : au jour voulu, les menstrues apparaissent sans provoquer le moindre malaise local ni la moindre colique ; bientôt la vue et l'ouïe s'affaiblissent ; les bourdonnements d'oreille apparaissent, la peau du côté gauche du corps s'anesthésie ; les muscles de la mâchoire, du col, du tronc, du ventre et des membres supérieur et inférieur du côté gauche deviennent douloureux, se contracturent ; les membres deviennent roides et impossibles à faire mouvoir. *A mesure que l'époque menstruelle avance et à mesure que la malade perd du sang,* à mesure aussi les phénomènes de contracture et d'anesthésie vont en augmentant, la douleur que font éprouver les muscles contracturés devient très-vive, et les accidents vont croissant jusqu'au jour où finissent les menstrues, dont la durée est de six à sept jours. Alors les accidents diminuent rapidement, tout rentre dans l'ordre, et pendant tout ce temps il n'y a point eu la moindre souffrance du côté de l'utérus.

Voilà une coïncidence qu'on n'hésite pourtant pas à admettre comme cause première et unique des phénomènes hystériques.

D'après cette genèse, puis-je conclure que toutes les

---

(1) Traité pratique de l'hystérie ; 1859, p. 439.

femmes sont hystériques ou tendent à l'être ? J'aimerais mieux dire, si je l'osais, que toutes sont en état d'hystérie, ou, pour me servir d'une expression de la philosophie allemande : l'hystérie existe *en puissance* chez la femme. Et ce qui me le fait croire surtout, ce sont ces grandes épidémies des convulsionnaires de Saint-Médard ou des Cévennes, des religieuses de Loudun, et tant d'autres. Ne faudrait-il pas admettre, s'il en était autrement, que fortuitement, un hasard inouï avait réuni ensemble toutes ces malheureuses?

Cet état est latent chez la plupart : il demande des conditions spéciales et nécessaires pour se manifester. Mais que ces conditions s'établissent, les désordres nerveux apparaîtront, et se montreront avec la diversité caractéristique des symptômes que nous allons rapidement passer en revue. Aussi le médecin, en présence de ces manifestations multiples morbides dont est hérissé le diagnostic d'affections que l'on ne trouve à rattacher à aucune lésion apparente, devra-t-il d'abord soupçonner l'élément hystérique. Un médecin averti en vaut deux, pourrai-je dire, et s'il est témoin de guérisons surprenantes, anomales, si je puis les qualifier ainsi, elles ne seront pour lui le sujet d'un étonnement bien grand, s'il a su faire la part possible de l'hystérie.

§ II. — *Symptomatologie.*

Peut-on établir une limite entre l'hystéricisme et l'hystérie ? Y a-t-il des caractères pour le premier mode nerveux qui n'appartiennent pas au second ? Doit-on décrire à part les symptômes *hystériciques* et les hystériques? Ce serait spécieux et très-difficile. Ces deux états n'ont qu'une différence de plus ou de moins, et les modalités du premier n'auront qu'à s'accentuer et à s'adjoindre de nouveaux troubles pour avoir les caractères du second et s'y transformer.

Raulin, cité par Briquet (1), dit dans son Traité des affections vaporeuses des deux sexes : « Une femme a-t-elle des inquiétudes, des battements, des hoquets, des spasmes, des mouvements nerveux irréguliers, elle s'en plaint amèrement ; ses parents, ses amis lui répondent avec indifférence : Ce sont des vapeurs. Ces légères vapeurs font insensiblement des progrès, on plaisante sur son état, en répétant : ce sont des vapeurs ; la maladie augmente, et il survient des convulsions, on continue à dire sur le même ton : ce sont des vapeurs ; et le tout, parce que le public est assez mal à propos imbu de l'idée que ces maladies proviennent de certaines passions. » De nos jours, le public a suivi le monde médical : il a compris que le mot *vapeurs* ne signifiait plus grand chose, et il répète avec le même sang-froid : ce sont les nerfs. Nous avons exposé nos idées sur le point de départ de l'hystérie ; recherchons son mode de production dès le bas-âge et suivons-la année par année.

De la naissance, jusqu'à peu près vers l'âge de dix ans, ce ne sont en général que des prodromes : ce n'est guère que de l'hystéricisme. On peut voir dans le caractère des enfants les trois modalités dont parle Briquet : tendresse excessive, susceptibilité ombrageuse et enfin lutte incessante. C'est le côté moral : à vrai dire, en ajoutant indifférence complète, on pourrait classer tous les enfants dans ces quatre catégories, sans en induire

(1) Briquet. Traité de l'hystérie.

immédiatement un pronostic quelconque pour l'avenir. Mais si dans les ascendants, on retrouve la maladie, on doit compter avec une hérédité qui s'affirme.

On voit souvent survenir de la toux : je l'ai vue déjà plusieurs fois caractéristique. La petite fille tousse en toutes saisons ; c'est une toux sèche qui paraît même plus intense en été chez quelques-unes, peut-être parce qu'en cette saison l'enfant se livre à des exercices plus grands qu'en hiver où elle reste dans les appartements. L'auscultation ne révèle absolument rien. Il n'y a pas de vomissements, ni de spasmes, et on ne peut la confondre avec la coqueluche, ou s'il y en a, il est facile de saisir le vrai caractère de la toux. En général « elle ne s'accompagne pas de spasmes violents, et n'entraîne pas par conséquent les congestions, les menaces d'asphyxie, et les divers accidents convulsifs qui succèdent aux convulsions thoraciques... Quel que soit son degré de continuité, la toux cesse absolument pendant le sommeil... Elle affecte exclusivement les femmes ; on ne l'a jamais observée passé l'âge de vingt-cinq ans » (1).

Le spasme simultané de la glotte et du diaphragme arrive à l'époque de la dentition. Mais on peut le voir plus tard aussi, occasionné par l'établissement des règles ou de la ménopause (Marrotte) (2).

Les pleurs, les colères de l'enfant prendront un caractère plus opiniâtre.

Tous ces caractères ne sont qu'une induction d'avenir. Le garçon pourra présenter ce même caractère jusqu'à la puberté : mais là s'accentuera toujours la dif-

(1) Lasègue. Arch. gén. de méd.; 1854. Sur la toux hystérique.
(2) Gaz. des hôp., 1854, p. 521.

férence des sexes. Le garçon commence à se débarrasser de son impressionnabilité, s'il en avait, et son caractère d'homme se dessine. Chez la jeune fille, au contraire, on verra sa susceptibilité devenir extrême, le caractère sera difficile ; il y aura grande facilité de rires, qu'accompagneront aussi facilement des pleurs avec strangulation. L'étonnement de l'économie, si je puis dire, d'un état inaccoutumé se traduit par des céphalalgies, des migraines, un peu de chlorose qui amène des palpitations, chlorose qui persistera trop souvent par le genre de vie. Le système nerveux, n'étant plus régularisé par les autres forces, devient prédominant. Les fonctions digestives se troublent : d'où gastralgie, vomissements. Ce dernier symptôme est assez commun : lorsqu'il commence, il n'entrave en rien la bonne santé, et s'il n'est pas trop fréquent, ni violent, il peut durer indéfiniment sans que l'organisme paraisse en souffrir. il est vrai que l'on voit apparaître le plus souvent de la boulimie, à tel point que pour la malade, comme le fait remarquer Briquet, la journée se passe, littéralement parlant, à manger pour remplacer ce qu'elle vient de vomir, et à vomir pour se débarrasser de ce qu'elle vient de manger.

Je rapproche de ces premiers vomissements, ceux aussi communs du début de la grossesse. « Dans la grossesse, dit encore Briquet, où se produisent tant de troubles analogues à ceux de l'hystérie, il est très-commun de voir survenir les vomissements. » Si l'on veut bien se rappeler les idées que j'ai émises plus haut, on comprendra pourquoi je suis tenté d'appeler ces troubles, non analogues, mais symptomatiques d'un état hystérique.

Le froid aux mains et aux pieds se rencontre souvent. Il n'y a pas jusqu'à ces bruits articulaires, analogues à la traction violente des surfaces articulaires des doigts qui ne puissent être un indice. Les borborygmes manquent rarement : ils indiquent l'orage nerveux, mais peuvent très-bien exister seuls. L'éructation et le hoquet paraissent liés aux mêmes causes.

Le moral de ces personnes est très-impressionnable. Le moindre bruit les surprend, et leur fait pousser des exclamations. « L'être sensible est amoureux du changement, » (1) nous dit la philosophie. C'est une vérité qui prend une grande extension dans l'hystéricisme. Être sensible par excellence, la femme sent ce besoin plus que tout autre. Lorsque ce changement est pour elle la cause d'une émotion, il se manisfeste aussitôt chez elle ce resserrement de la région épigastrique, cette strangulation à la gorge produite par la *boule* qui monte. « La facilité avec laquelle se produisent ces phénomènes, et le degré d'intensité qu'ils prennent sous une influence morale donnée, mesurent le degré de l'état hystérique » (2). C'est cette même impressionnabilité qui fait rechercher à l'hystérique les ouvrages de sentiment, les romans, le spectacle, la musique, et toutes les émotions en général.

A ce portrait moral, on pourrait ajouter le portrait physique : il n'est pas un, et ses nuances sont nombreuses. La physionomie peut garder une teinte florissante, la couleur vermeille des joues et la fraîcheur génerale du visage. Mais souvent avec des joues luxuriantes, on voit des lèvres pâles, des conjonctives

(1) Albert Lemoine. L'habitude et l'instinct; 1875.
(2) Briquet. Loc. cit., p. 355.

décolorées. La chromidrose s'observe souvent, si on veut appeler de ce nom ce bistre particulier sous-conjonctival qui donne au facies un cachet particulier : chromidrose intermittente, s'accentuant un jour, disparaissant un autre, et donnant à la physionomie cette expression langoureuse que l'art du *crayon* simule si bien chez nos petites maîtresses, quand il n'existe pas.

En même temps que ces symptômes qui s'aggraveront suivant les circonstances, et dans une marche plus grande et plus saisissante de l'hystérie, nous trouvons un ordre de phénomènes qui appartient en propre aux désordres nerveux. Ceux-là n'étaient point incompatibles avec une apparence de bonne santé : ceux-ci détruiront, au moins pour un instant, l'harmonie. Les premiers appartiennent plus spécialement à l'hystéricisme, et lorsqu'ils ne sont ni forts, ni fréquents, ils ne constituent qu'un état nerveux bénin qui n'affecte point radicalement la santé générale du sujet. Mais en entrant plus avant, nous trouvons des accidents plus sérieux qui dominent la pathologie de l'hystérie. Ce sont à peu près, pour les citer par ordre de fréquence et de gravité : l'attaque convulsive, les paralysies et les contractures, les hyperesthésies, les formes épileptique, cataleptique, extatique, somnambulique, léthargique.

Disons tout d'abord que le système nerveux entre ici en jeu, et qu'il se manisfeste de toutes façons, qu'il agisse par excès, comme dans la convulsion, ou par défaut, comme dans la paralysie. Ce serait le moment de dire quelques mots de l'anatomie pathologique, si cette recherche nous amenait à un résultat. Malheusement les études les plus minutieuses n'ont amené jusqu'à ce jour aucune découverte qui explique sans appel les

phénomènes. « Le jour, a dit M. Charcot, où nous aurons
des instruments assez puissants pour découvrir la lésion,
nous saurons où il faut aller la chercher. » Laissons
donc à l'honorable professeur le soin de nous édifier
là-dessus, et contentons-nous pour le moment des phénomènes apparents.

Je m'étendrai peu sur les paralysies et les contractures. En général, on les voit survenir à la suite d'une
attaque convulsive. On note alors des paralysies qui,
locales et passagères, peuvent s'étendre et persister,
comme aussi d'emblée on voit survenir une hémiplégie
qui occupe ordinairement le côté gauche du corps. La
forme paraplégique n'est point rare non plus ; et ces
diverses formes s'accompagnent toujours plus ou moins
de contractures. M. Charcot donne deux caractères spé-
ciaux de ces manifestations hystériques pour les distinguer des paralysies par lésion en foyer du cerveau :

1° L'absence de paralysie faciale et de déviation de la
langue, lorsque celle-ci est tirée hors de la bouche ;

2° L'existence d'une analgésie et même d'une anesthésie pour ainsi dire absolue, étendue à toute la moitié
du corps répondant au côté paralysé.

Comme corollaires de ces paralysies, ajoutons les vomissements de sang qui se montrent à peu près toujours, lorsque la menstruation se trouble, le tympanisme du ventre avec constipation opiniâtre, la rétention d'urine, et plus rarement l'anurie.

A côté des anesthésies, signalons cette hyperesthésie
symptomatique à la pression de la région ovarienne, sur
laquelle insiste avec raison M. Charcot, et qui, à défaut
d'autres signes, peut être un aveu complet de la maladie.

L'attaque elle-même se compose de plusieurs temps qui peuvent se confondre. Elle a des nuances de plus ou de moins qui, toutefois, ne permettent pas de lui donner une origine différente. Dans toute attaque, on peut voir des prodromes, des phénomènes préparants, l'attaque propre, des phénomènes consécutifs.

Les prodromes peuvent manquer : c'est lorsque une émotion brusque et inattendue surprend la femme tout d'un coup et la saisit fortement. En général, il faut un choc, et lorsque cette impulsion n'est pas assez forte pour agir instantanément, la femme commence par un trouble général qui dure de quelques heures à plusieurs jours : douleurs vagues, sentiment de froid aux extrémités, impatience, horripilations, borborygmes, pleurs ou rires sans motif, hoquet, bâillements, palpitations, commencement de constriction à la gorge. Ces troubles généraux que nous avons vus rester sans effets dans quelques cas, apparaissent ici plus francs, mieux accentués ; et la femme est dans un état de souffrance et d'agacement qui la fait, pour ainsi dire, saisir avec empressement, comme une délivrance prochaine, l'instant où éclate la convulsion qu'elle ne peut plus éviter.

L'attaque, plus ou moins préparée et prévue par ces prodromes, s'annonce toujours par un sentiment de malaise épigastrique, précédée parfois d'une sorte d'*aura* lancée d'un point quelconque du corps : utérus, fosse iliaque, membre inférieur ou supérieur. Bientôt au sentiment épigastrique se joint la sensation de l'ascension d'une boule ou globe qui s'arrête au niveau du cou et du larynx. La strangulation imminente produite par la sensation de la boule arrache à la patiente un ou plusieurs cris aigus que suit la perte subite de connaissance. Le raidissement tonique général du corps fait tomber la malade qui a su, en général, se ménager une chute commode. Ce premier spasme amène immédiatement des symptômes d'asphyxie générale. La face a pour caractère important de conserver son expression naturelle, bien différente du cachet qu'elle prend dans l'attaque épileptique.

A ce premier temps, très-court chez la plupart, succède un second temps caractérisé par les convulsions. L'état de tonicité rigide générale disparaît, et l'asphyxie imminente détermine chez la femme une pantomime désordonnée, entrecoupée de cris inachevés. Au bout d'un temps plus ou moins long, dans lequel se font des répits qui permettent à la patiente de supporter la longueur de l'accès, la respiration tend à se régulariser ; par suite les symptômes d'asphyxie cessant, les mouvements désordonnés s'arrêtent aussi. La malade reprend connaissance, et une crise de larmes et de sanglots termine la scène.

Mais l'attaque ne se passe pas toujours avec ses caractères ordinaires ; elle se complique ou se transforme complètement et revêt une physionomie anomale. Ce sera l'objet du chapitre suivant.

OBSERVATIONS.

Observation I. (Ch. Lasègue. Paris.) — Mademoiselle X... a 18 ans. A l'âge de 16 ans, elle est vivement impressionnée par la nourrice qui l'avait élevée, laquelle est prise d'un accès de manie aiguë dans la nuit. L'enfant terrifiée reste pendant deux ans sous l'influence d'une frayeur persévérante : elle croit toujours voir sa nourrice en délire au chevet de son lit, s'endort difficilement, et est prise pendant la journée d'accès de terreur, toujours portant sur la même vision. La plasticité de l'idéation est à son comble chez elle.

A la fin de 1874, cette jeune fille qui habitait un pays colonial, est appelée en toute hâte avec sa mère à Paris, à cause de la maladie d'un de ses oncles. Le voyage, accompli aussi rapidement que possible, est plein d'inquiétudes. A leur arrivée à Paris, elles descendent à la maison de leur parent, se précipitent dans sa chambre, et le trouvent venant d'expirer dans son lit. — La jeune fille est prise d'une attaque d'hystérie violente et prolongée.

A partir de ce jour, l'insomnie est remplacée par des accès brusques et subits de *sommeil*. En parlant, en mangeant, en faisant de la musique, elle tombe tout à coup dans un sommeil profond dont il est difficile de la sortir, et qui se prolonge, soit pendant un court espace de temps, soit pendant plus de dix et douze heures. Pendant ce sommeil, les yeux sont convulsés, renversés en arrière. La sensibilité intacte pendant la veille se trouve annulée.

Le soir, l'enfant s'endort aussi brusquement ; mais le sommeil prend un caractère d'agitation tout particulier. Elle se remue, se tord dans son lit, jette ses couvertures, crie, pleure, chante. Peu à peu cette excitation nocturne se classe, et elle se présente aujourd'hui dans les conditions suivantes :

Une des parentes de l'enfant, qui, pendant le jour, n'a sur elle qu'une autorité douteuse, est la seule personne avec laquelle elle consente à rester en communication. Elle ne s'endort qu'à la condition de lui tenir la main. Si cette parente lui parle, même à voix très-basse, elle répond immédiatement à toutes ses questions. Toute autre personne, criant même à ses oreilles, n'obtient pas de réponse, et n'éveille même pas la plus légère apparence de perception auditive. C'est ce qu'on peut appeler de l'*audition élective*.

Lorsque sa parente applique son doigt, sa main sur une partie quelconque de son corps, l'enfant se laisse faire et semble éprouver une sensation agréable. Lorsqu'au contraire le contact est fait par une personne quelconque autre que la parente, par sa mère même, l'enfant est prise d'une convulsion qui lui fait pousser un cri aigu et se rejeter au loin. M. Lasègue essaye de substituer un doigt dans les quatre doigts que la tante applique sur le bras de l'enfant ; immédiatement la convulsion commence ; elle cesse dès qu'il l'enlève et recommence aussitôt qu'il le replace. L'enfant, du reste, est tournée du côté du mur et a les yeux fermés.

Un incident dont fut particulièrement témoin M. Lasègue est celui-ci. Pendant que sa mère est seule près de son lit, et que les autres personnes sont à côté dans une chambre, Mlle X... veut se lever : la mère la reçoit dans ses bras. Immédiatement accès convulsif terrible de grande hystérie, à ce contact.

Au point de vue des mouvements, elle se lève en dormant, se promène, va jouer du piano ; mais elle exécute maladroitement ses mouvements, lève le couvercle de l'instrument avec difficulté, et s'est heurtée contre les meubles pour s'y rendre.

En outre, dans la nuit, livrée à elle-même, sans excitation extatique, elle est presque constamment poursuivie par l'image de la mort ; alors elle se précipite vers la fenêtre et se jetterait en bas, si on ne l'arrêtait.

Cet état dure depuis novembre dernier, et ne s'est pas sensiblement amélioré aujourd'hui 25 juin 1875.

Comme antécédents de famille, cette jeune fille a deux oncles épileptiques et deux frères morts de méningite. Elle-même, vers l'âge de 11 ans, a présenté des troubles cérébraux qui lui ont fait perdre la vue d'un côté.

Observ. II. (Ch. Lasègue, in *Arch. gén. de méd.*, 1864, t. I, p. 386.) (1) — Malade hystérique atteinte de catalepsie. — Jeune fille réglée à l'âge de 12 à 13 ans, depuis lors régulièrement. C'est seulement à partir de l'année dernière qu'elle a eu des retards d'un mois à six semaines. Constitution nerveuse, sujette à des spasmes, des pleurs, à des troubles nerveux, elle commence, vers l'âge de 18 ans et à la suite de vives contrariétés qu'elle raconte, comme presque toutes les hystériques, d'une manière confuse et incomplète, à éprouver de vraies attaques d'hystérie qui se reproduisent assez fréquemment pendant deux années.

Le premier accès de catalepsie eut lieu en février 1863, après une de ces attaques ; il dura un quart d'heure environ. La malade fut admise successivement dans deux hôpitaux, où les crises se répétèrent d'abord précédées de convulsions hystériques, puis survenant d'emblée à la façon d'un sommeil invincible, depuis quatre à cinq mois.

Entrée à l'hôpital Necker, le 22 janvier 1864, elle a été, depuis le jour de son admission, sujette à des attaques de catalepsie revenant tous les deux ou trois jours, sans cause déterminante appré-

---

(1) J'ai dû donner cette observation, ainsi que l'obs. 4, à cause des nombreux exemples que j'en cite dans ce travail et qu'il aurait été difficile pour le lecteur d'aller contrôler à chaque instant sur l'original.

ciable, à des heures variées et d'une durée moyenne de deux à trois heures.

L'accès ne s'annonce que par des signes prémonitoires fort incertains : un peu d'irritation ou de fatigue, une sensation de malaise indéfinie. Il débute en réalité subitement : la malade s'endort dans une position toujours la même, couchée sur le dos et les membres étendus sans raideur. Dans cette position, il serait impossible, si on n'était averti, de distinguer l'état cataleptique du sommeil vrai. La respiration est régulière, lente, normale par l'intensité et par le rhythme, les battements du cœur ne sont ni accélérés ni ralentis ; la physionomie est placide. Pendant toute la durée de l'attaque, on ne perçoit pas de mouvement volontaire ou spasmodique des muscles soumis à la volonté, Lorsqu'on soulève les paupières, on constate que les yeux sont convulsés en haut et immobiles ; la bouche est fortement serrée, et il est impossible d'entr'ouvrir les mâchoires, quelque effort que l'on emploie.

En dehors du visage, les mêmes essais (déjà à peu près nuls à la fin) ne donnent pas de résultats ; les membres restent complètement insensibles. L'abdomen, qui a conservé une portion de sensibilité pendant l'état de veille, ne se contracte pas, qu'on projette de l'eau froide, qu'on en excite les parois à l'aide de l'électricité, ou qu'on agisse par un pincement vif et brusque.

L'état du système musculaire durant la catalepsie est de tous points conforme à la description classique. Quelque situation qu'on impose aux membres, au cou, les parties conservent indéfiniment la position impossible où on les a placées. Le tronc peut être incliné en arrière, la malade étant couchée les jambes demi-soulevées de manière que l'équilibre soit à peine assuré ; les bras peuvent être fléchis ou étendus, la tête renversée ou inclinée en avant ; la malade peut être assise ou maintenue debout, sans qu'elle ait conscience des mouvements qu'elle exécute et sans que la fatigue intervienne...

Il faut pour fléchir les articulations un léger effort, et on a à vaincre une résistance analogue à celle qu'opposent les mannequins articulés dont se servent les peintres. Cette résistance est toujours égale, que la flexion se fasse à angle plus ou moins aigu ou qu'on ramene le membre infléchi à sa position primitive. Une observation singulière, c'est qu'il faut employer la même pression pour ployer une des phalanges des doigts de la main ou pour renverser la cuisse sur l'abdomen, malgré la différence de volume et de puissance des masses musculaires qu'il s'agit de mouvoir.

Quelque active que soit la gymnastique qu'on exécute avec les membres ou avec le tronc, quelque rapides que soient les mouvements qu'on imprime, la circulation n'est pas accélérée, la respiration n'est pas plus profonde, et le visage reste également pâle.

Les muscles de la face font, comme je l'ai dit, exception à tous égards. Outre que les dents sont serrées et les mâchoires immobiles, les autres muscles ne gardent pas la position où on les a placés, même quand on s'est appliqué à les maintenir pendant quelques instants dans cette position. Les paupières qu'on a soulevées retombent ; les lèvres qu'on a déviées reprennent leur situation normale. Lorsqu'on vient à intercepter la respiration en fermant momentanément les narines, la bouche s'entr'ouvre à peine, par un mouvement automatique, pour assurer la respiration, sans qu'il soit possible de profiter de ce moment de détente pour écarter momentanément les mâchoires.

Pendant les premiers jours, les crises semblaient affecter une façon de périodicité ; elles se répétaient de préférence le matin entre six et huit heures ; mais depuis elles sont revenues à toutes les heures de la journée indistinctement. Il ne paraît pas qu'il y ait jamais eu de crises nocturnes. La malade dort peu, d'un sommeil habituellement très-léger, et en s'éveillant, elle sait parfaitement qu'elle vient de traverser une attaque. Il est plus que probable qu'elle a perdu, avec la conscience de ce qui se passe pendant l'accès, la notion du temps ; mais, en reprenant ses souvenirs, elle se rend un compte exact de la durée de l'attaque. C'est qu'en effet le réveil est aussi brusque et aussi tranché que l'invasion : qu'on ait laissé la crise cataleptique se terminer d'elle-même, ou qu'on en ait hâté, à l'aide de l'électricité, par exemple, la solution, la malade, après quelques pandiculations, reprend immédiatement possession d'elle-même ; elle répond à toutes les questions ; et autant le début ressemblait au sommeil naturel, autant la terminaison rappelle le réveil normal.

Obs. III. (Hôpital de la Pitié, service de M. Lasègue, salle Saint-Charles.) — Je n'ai pris de l'observation de cette jeune femme que les traits principaux, son observation détaillée devant être donnée par un élève du service.

Emilie J., 25 ans, mécanicienne, a deux enfants ; une fille de 6 ans, et un garçon de 8 ans. Elle n'a rien eu d'extraordinaire jusqu'à cet âge.

Au mois de mai 1874 ; elle fit une chute dans un escalier. Contusions légères. Elle fut obligée de s'aliter : son ventre commença à se météoriser, la constipation devint opiniâtre. Il y eut de l'ovarite du côté gauche et une hémiplégie de tout le côté droit. Pertes en blanc très-accentuées, quinze jours après l'accident. Vomissements albumineux, puis avec les aliments.

Elle entre primitivement au mois de juin à la Pitié, dans le service de M. Lasègue. Les vomissements prennent le caractère d'une hématémèse assez intense : elle rend du sang presque pur par gorgée. Ses règles viennent aux époques ordinaires, mais sont très-abondantes et dégénèrent chaque fois en métrorrhagie, qui persiste de huit à quinze jours. Son état ne s'amende pas jusqu'en octobre, époque où elle va dans sa famille, jusqu'à la fin de novembre.

Le 5 décembre 1874 elle rentre de nouveau à la Pitié, toujours dans le même état ; et avec des alternatives de mieux à plus mal, elle arrive jusqu'au 19 mars 1875, qui est le jour où je vis la malade pour la première fois.

Emilie J. n'a pas un visage en harmonie avec les lésions du reste du corps ; bien que relativement maigres, ses joues ont des couleurs. Aucune paralysie des membres supérieurs ; encore un peu d'anesthésie au bras droit. Paralysie du membre droit inférieur avec anesthésie. La malade peut se tenir sur ses jambes et même marcher ; mais la pointe du pied droit vient heurter le talon gauche dans la progression. Elle fait difficilement quelques pas sans être soutenue.

Le ventre est météorisé, et le gonflement remonte jusqu'à la pointe du sternum. A la percussion, sonorité tympanique exagérée sur toute l'étendue abdominale. Hypersthésie de la région ovarienne gauche, s'irradiant tout autour et remontant jusqu'à l'épigastre. La constipation est toujours opiniâtre, et depuis sa chute, la malade ne va à la selle que tous les huit à quinze jours, par de grands lavements qui lui font rendre de vraies scybales et en très-petites quantités. Toutes les purges qu'elle prend ne lui font absolument rien. De plus, il y a rétention d'urine, et il faut sonder la malade deux fois par jour.

Il y a déjà longtemps qu'elle est au régime exclusif du lait et du pain. Les vomissements persistent toujours avec des intermittences variées, et consistent, en outre des aliments qu'elle rejette, en partie, en des gorgées d'un sang plus ou moins pur, rouge, qu'elle rend sans efforts. Elle est arrivée à en remplir un à deux crachoirs dans la journée.

Depuis sa seconde entrée à la Pitié, il s'est ajouté à l'état ordinaire des attaques de catalepsie qui la surprennent de temps en temps dans son lit. Ces attaques varient d'intensité et de durée, et se montrent à des intervalles encore éloignés. C'est une contrariété qui a amené la première crise, et c'est la même cause qui les reproduit depuis. Les crises durent depuis quelques minutes, jusqu'à un jour entier et plus.

Les essais de sommeil artificiel tentés chez elle, ont complètement réussi ; par la fixité du regard, on y arrive très-bien ; mais la malade ne veut plus s'y soumettre. L'occlusion des paupières produit le même résultat.

Ce jourlà, 19 mars, pendant que j'étais en train d'interroger la malade, deux élèves de service se sont approchés de son lit, et sans la prévenir, l'un d'eux lui a fermé les yeux avec la main. La malade a essayé de lutter quelque peu ; mais au bout de quinze secondes tout au plus, ses bras se sont raidis de chaque côté du tronc, le visage qui exprimait la plus vive contrariété de cette aggression intempestive, est devenue d'une placidité remarquable. Je lui ai pris les deux mains, à ce moment-là, et j'ai senti quelques secousses et un tremblement léger qui n'ont été que passagers.

Elle paraissait endormie du sommeil naturel ; coloration ordinaire du visage, respiration calme, pouls normal. Si on essaye de lui relever les paupières, on trouve les yeux convulsés en haut et en dedans ; mais les paupières retombent dès qu'on les lâche. Les mâchoires sont convulsivement serrées, et on ne peut les entr'ouvrir. Les lèvres, que l'on écarte, reprennent leur première position.

Les deux bras, pris par le poignet, sont relevés sans grands efforts, à angle aigu, au-dessus de la poitrine : ils oscillent légèrement au moment où on les abandonne, mais ils conservent la position donnée. L'avant-bras gauche est fléchi sur le bras, et le membre conserve la position coudée. En exécutant ces divers mouvements, on se rend parfaitement compte de la justesse de la comparaison de M. Lasègue qui a rapproché la résistance des articulations des cataleptiques de celles des mannequins des peintres.

Pendant ces expériences, un des élèves a entr'ouvert les paupières de la patiente et s'est mis à souffler violemment sur le globe oculaire. En trois ou quatre insufflations, la malade a été réveillée. Elle a commencé par se frotter les yeux, comme quelqu'un qui se réveille, et aussitôt sa figure a repris un air de dépit de ce qu'on venait de l'endormir. Le sommeil n'avait été prolongé que de dix minutes. La malade a voulu parler ; mais la contrainte à laquelle elle venait d'être soumise, a déterminé un vomissement de quelques gorgées de sang. Après quoi, elle s'est cachée sous ses couvertures, en proie à une agitation nerveuse qu'elle présente d'autres fois, mais qui ne va jamais chez elle jusqu'à l'attaque hystérique.

On l'a endormie déjà bien des fois par la fixité du regard et même par des *passes*. Elle répond alors à son opérateur et soutient la conversation. La malade connaît ce détail et m'a dit : « *Je sais que je suis lucide.* » Du reste, il y a perte complète du souvenir, au réveil, de tout ce qu'elle a fait ou a dit pendant son sommeil. C'est du moins la malade qui l'affirme.

Aujourd'hui, 15 juillet 1875, Emilie J. est toujours à peu près dans le même état. L'attaque cataleptique n'a reparu qu'une fois depuis le 19 mars. Sa santé générale n'a changé ni en mieux ni en plus mal. La malade compte bientôt aller passer quelque temps dans sa famille.

Obs. IV. — Marie Lecomte, la cataleptique de l'hôpital Cochin. (V. la *Revue scientifique*, du 22 mai 1875.) — Une malade, entrée dans le service du docteur Després, pour une affection chirurgicale, fut prise peu de temps après de dysménorrhée et de vomissements incoercibles ; ces complications furent suivies à leur tour d'aphonie nerveuse et de suppression de l'excrétion urinaire, puis de dérivation supplémentaire de l'urine par les vomissements. Au commencement d'avril, la fonction urinaire, longtemps suspendue, se rétablissait, lorsque, le lundi 5 avril, la malade tomba en léthargie ; elle respirait insensiblement, ses lèvres étaient roses et son teint plutôt coloré que pâle, le tronc et les membres étaient dans la résolution complète, le pouls était normal, les mouvements involontaires même n'existaient plus ; par la bouche entr'ouverte, le doigt porté sur la glotte, ce point le plus sensible de l'économie, ne provoque ni toux ni mouvements. Aussi M. Desprès prescrivit de ne point donner le moindre aliment à la malade, même avec la sonde employée pour nourrir les paralytiques, de peur que les tentatives d'alimentation ne devinssent unecause d'asphyxie.

Le 6 avril, tous les muscles de la malade étaient tendus et durs ; ils étaient contractés. C'était la rigidité cadavérique, moins la mort, car le pouls battait soixante-dix pulsations; et la température du corps prise avec un thermomètre placé dans l'aisselle était de 38°; à ce moment, il y avait catalepsie, et la léthargie persistait.

Cet état dura six jours pleins pendant lesquels la malade resta dans l'état de mort apparente et ne prit aucune nourriture.

Voici ce qui a été observé pendant cette attaque ; en premier lieu, l'on a constaté la rigidité musculaire. Les membres étaient dans l'extension ; les bras collés au tronc faisaient ressembler la malade aux momies antiques ; pour changer la position d'un membre , il fallait employer la force : les membres, les mains et les doigts conservaient les attitudes les plus bizarres qu'on leur donnait pendant des heures entières, puis peu à peu ils revenaient par saccades se placer dans la position d'où on les avait tirés, et ils restaient aussi contracturés qu'auparavant. Il n'y eut pas un instant d'épuisement de la contracture musculaire. A toute heure du jour et de la nuit, la malade a été vue, et son état était toujours le même. Plusieurs tentatives ont été faites pour réveiller la malade, piqûres des points les plus sensibles, tiges rigides dans les narines, rien n'a fait, et les médecins qui ont employé ces moyens ont été convaincus que l'abolition des mouvements réflexes était bien réelle. M. Desprès a renouvelé l'expérience tendant à montrer que la contraction musculaire était involontaire, épreuve concluante ; les muscles de l'abdomen, contracturés comme ceux du reste du corps, conservaient la forme qu'on leur donnait. En appliquant fortement la main sur l'abdomen, on déprimait les muscles, et l'empreinte de la main restait visible pendant trois minutes au moins. Ces muscles restaient contractés dans la position qu'on leur donnait, chose qui ne peut jamais être obtenue par l'effet de la volonté, en aucune circonstance. Le septième jour de la crise, la malade murmura quelques mots et demanda à boire ; elle but une petite quantité de café noir et du bouillon, qu'elle vomit en partie quelques heures après.

Le huitième jour, la malade retomba dans l'état cataleptique. Cette nouvelle crise dura quarante heures.

Le douzième jour, il y eut nouveau réveil incomplet. La malade appelait ses voisines, les élèves du service et la sœur sans reconnaître les personnes qu'elle avait appelées, sans répondre aux questions qu'on lui adressait; elle but encore du bouillon et du café, qu'elle vomit le lendemain.

Le treizième jour, rechute ; catalepsie et léthargie pendant seize heures.

Le quatorzième jour, réveil incomplet, puis catalepsie pendant huit heures environ durant la nuit.

Dans l'intervalle des crises, la malade buvait du bouillon et du café ; seulement, comme elle vomissait ensuite une partie de ce qu'elle avait pris, l'abstinence l'avait notablement amaigrie, et le pouls petit, élevé à 100, indiquait que le manque de nourriture produisait ses effets accoutumés.

A partir de ce moment, les crises de catalepsie cessèrent. Le malade demeura dans un état de rêve éveillé, c'est-à-dire de somnambulisme. Elle ne reconnaissait personne, mais pouvait néanmoins prendre des boissons et en particulier du café noir avec un peu de lait.

Le dix-septième jour, il y eut un phénomène nouveau. Dans son rêve, la malade se plaignit de ne point voir, et croyait être aveugle. En réalité, un objet brillant placé devant ses yeux et même la lumière du jour ne semblaient pas être perçus par la malade. Celle-ci, par des mouvements automatiques, contre lesquels on luttait en vain, portait ses doigts à ses yeux et se les frottait avec une sorte de rage fébrile, au point que l'on dût attacher ses mains.

Enfin le dix-huitième jour, la vue était revenue ; la malade reconnut quelques personnes du service et put prendre des aliments liquides d'une manière régulière.

Le vingt-cinquième jour, la malade ne vomissait plus ; elle gardait la nourriture qu'elle prenait ; elle était entièrement revenue à la santé et ne se plaignait que de douleurs dans les membres, ce qu'elle comparait à de la fatigue.

Le trentième jour, elle put se lever, et aujourd'hui 5 mai, elle est entièrement rétablie.

Obs. V. — Mme P. P. est très-nerveuse depuis son enfance : de petite taille et d'une grande vivacité, malgré son âge de quarante ans passés, on la croirait atteinte de folie à la voir gesticuler énormément en parlant et tirer la langue à tout instant. Veuve depuis quelques années, elle n'a eu qu'un enfant qui n'est pas venu vivant, et pour l'accouchement duquel il a fallu intervenir. Une fistule vésico-vaginale se déclare quelque temps après, et en 1871, elle vient pour se faire opérer à l'Hôtel-Dieu de Marseille, dans le service de M. Chapplain. L'opération réussit après trois ou quatre séances. Elle fut faite chaque fois pendant le sommeil artificiel de la malade. Pour l'endormir M. Chapplain, après l'avoir fait coucher sur le bord du lit d'opération, se plaçait devant elle, lui prenait les deux mains dans les siennes et lui ordonnait de le regarder attentivement. Il ne fallait guère plus d'une minute ou deux pour obtenir le sommeil complet avec anesthésie. Une particularité que présentait l'hypnotisée pendant son sommeil, c'était un clignotement des paupières continuel. Elle répondait parfaitement à tout ce que lui disait son opérateur et se plaçait d'elle-même, à son commandement, dans la position la plus convenable pour l'opération : les cuisses fortement fléchis sur le bassin. On la réveillait facilement à la fin, en la secouant et en lui jetant de l'eau froide au visage.

Elle continue depuis son métier de couturière.

Je revis Mme P. P. le 7 décembre 1874, dans le cabinet de M. Chapplain, qui voulut bien la faire venir chez lui pour me la montrer. En sa présence, je me plaçai sur une chaise en face de Mme P.P. assise dans un fauteuil, et, lui ayant pris les deux mains, je la priai de me regarder. Au bout d'une minute, je sentis ses mains presser les miennes par des contractions cloniques ; elle ferma ses paupières et je remarquai toujours le même clignotement. Je lui demandai ce qu'elle avait, elle répondit qu'elle dormait et que ce sommeil lui procurait un bien inexprimable. Je la fais lever, faire quelques pas et se rasseoir : elle exécute ces mouvements exactement comme une aveugle, et se sert de ses mains pour retrouver son fauteuil. Au bout de dix minutes environ, je la réveille en faisant avec les mains, sur les indications de M. Chapplain, le geste de chasser vivement de devant sa figure une fumée invisible. Mme P. P. se frotte les yeux et se relève complètement remise, et ne se souvenant pas de ce qu'elle a fait ou dit pendant tout ce temps.

Le 13 décembre, je fais venir chez moi Mme P. P. Au bout de 28 secondes, je l'endors par le même moyen. Nous causons longtemps ensemble : elle entend sonner l'heure à la pendule, et reconnaît le son du piano. Je lui dis alors qu'elle a assez dormi et qu'elle peut se réveiller : elle me répond qu'elle ne peut pas toute seule. Je la quitte et vais dans la pièce voisine, en laissant la porte ouverte pour l'examiner de loin. Elle ne fait pas un geste, un mouvement et j'aurais pu la laisser ainsi indéfiniment. Je suis obligé de la réveiller de la même manière.

Le 23 décembre, nouvelle séance en présence du docteur Poucel, chirurgien des hôpitaux. qui voulut bien y assister, et de deux autres personnes. J'endors très-vite la patiente : au bout d'une minute, insensibilité complète à la douleur. Nous pinçons les bras et les mains ; on lui plante une épingle dans la matrice de l'ongle, elle n'accuse aucune souffrance. Elle entend parfaitement lorsque les personnes présentes lui parlent : mais si ce n'est M. Poucel ou moi, elle se recule, en disant : qui est celui-là ? à travers ses paupières closes, elle distingue le jour de la nuit et s'aperçoit de la clarté des bougies que l'on allume dans l'appartement, parce que le jour baisse. Si on la fait marcher, elle se dirige toujours en aveugle, en tâtonnant et se heurtant à chaque instant.

Nous la gardons une heure endormie. Le réveil se fait de la même manière. Elle ne peut nous dire ce qu'elle vient de faire, si ce n'est qu'elle a dormi, et immédiatement elle se met à causer avec sa loquacité ordinaire.

CHAPITRE II.

DU SOMMEIL HYSTÉRIQUE.

Le sommeil physiologique est caractérisé par la sus-
pension des fonctions de relation. Cette définition n'est
pas vraie dans toute l'acception de sa formule. Car que
de fois le sommeil est marqué d'actes qui ont lieu pendant la veille; il arrive à tout le monde de parler en
dormant, de remuer les membres, et on ne dira point
pour cela que le sommeil est pathologique. Cette sus-
pension des fonctions de relation existe bien dans la
plupart des cas et pour la majeure partie des fonctions:
mais il n'est pas rare qu'une de ces fonctions se réveille
un instant pour entrer en jeu, puis se suspende de nouveau. Ne serait-on pas plus vrai en disant que le sommeil est caractérisé par la soustraction des fonctions de
relation à l'influence de la volonté. Toute défectueuse
qu'est la définition, elle donne assez le caractère principal de l'acte pour le qualifier.

Ce repos forcé qu'est obligé de prendre tout être or-
ganisé, puisqu'il est prouvé que les plantes ont leur
sommeil tout comme les animaux, l'homme en particulier ne peut s'en dispenser longtemps sans préjudice
de sa santé. Il lui faut quotidiennement s'isoler du
monde extérieur pour se plonger dans cet état demi-
mort où la vie végétative seule persiste et fonctionne, où inconscient de tout ce qui se passe autour de
lui, l'être humain ne ressemble plus qu'à une montre

dont le ressort entretient machinalement le mouvement. La conscience du *moi* est abolie, et si le cerveau semble manifester sa veille par des rêves incohérents, ce n'est pas la volonté du *moi* qui les fait naître et les dirige ; ils s'imposent d'eux-mêmes, et personne ne peut dire en s'endormant : Je vais rêver telle ou telle chose. Parfois, sous une influence plus forte que de coutume, sous l'incitation cérébrale qui commande en second ce que le rêve ordonne, le dormeur prononce à haute voix ce qu'il ne disait que mentalement. Et si un cauchemar le conduit au bord d'un précipice, au moment où il croit y être précipité, il peut pousser un cri de terreur, et cette clameur fait vainement vibrer fortement son tympan. D'autres fois le sommeil est profond, mais il n'empêche pas certains mouvements musculaires qui déplacent le dormeur dans son lit ; on en voit qui tombent même à terre et que la secousse ne réveille pas.

Ces détails du sommeil ordinaire, tout le monde les a remarqués, et on ne les confond point avec le sommeil comateux de l'apoplexie ou délirant de la méningite. Mais en dehors de ces cas où l'état pathologique est affirmé par l'état du pouls, la chaleur, la respiration et d'autres signes qu'on ne peut méconnaître, on voit le sommeil chez certaines personnes prendre un caractère particulier. L'aspect extérieur de ces personnes ne fait rien soupçonner. Mais elles ont été plongées dans cet état après une crise convulsive, sous l'empire d'une émotion. La respiration est normale, le pouls régulier et lent. Mais chez les unes, les muscles, au lieu d'avoir cette souplesse particulière des gens qui dorment, présenteront une rigidité remarquable. On ne parviendra à soulever ces membres et les plier qu'en forçant une

résistance comparée avec justesse au ployage des mannequins des artistes (Lasègue); puis, si on abandonne
le membre dans la position qu'on lui a donnée, il garde
cette position, comme si un point d'appui invisible le
maintenait ainsi. D'autres fois, la personne, plongée
dans un sommeil extatique, parlera à des êtres imagi-
naires, à haute voix ; elle pourra même répondre à des
questions faites par certaines personnes, mais elle ne
sera pas moins plongée dans un état de repos général,
où la vie de relation ne sera pas accusée par la volonté
du sujet dont les actes qu'il accomplit n'en sont point
la manifestation. Comme caractère spécial, au réveil,
on peut trouver une amnésie complète des sujets qui
ne se rappellent plus ce qu'ils ont fait ou dit pendant
leur sommeil.

Si, à la rigueur, on peut trouver chez beaucoup de
personnes cette aptitude particulière d'un sommeil qui
n'est plus normal, il n'y a pas comme les femmes en
général et les hystériques confirmées en particulier
pour présenter à un haut degré ces phénomènes extraordinaires, phénomènes qui ont excité de tout temps
l'attention et l'étude des médecins aussi bien que des
philosophes. Tour à tour attribués aux puissances sur-
naturelles, Dieu ou démon, aux puissances humaines,
fluide magnétique ou vital, ces phénomènes ont été de
nos jours l'objet de découvertes plus scientifiques et
matérielles.

J'ai eu soin d'englober sous le nom de *sommeil hystérique*, toutes ces diverses anomalités du sommeil naturel:
ce sommeil ne sort pas de la définition que j'ai adoptée,
et sous quelque forme qu'il se présente, il part toujours
de la même névrose. Il suit, comme tout ce qui a rap-

port à la maladie, cette marche capricieuse qui en est comme le cachet. Mais, comme le dit fort bien M. Lasègue, à propos de l'hystérie en général, le sommeil hystérique « n'échappe pas plus à l'analyse pathologique que les autres sommeils ; ses manifestations les plus désordonnées en apparence n'ont pas le caractère individuel qu'on leur suppose, et comme expressions d'un état morbide, elles doivent se reproduire assez fréquemment pour n'être pas d'inexplicables exceptions. » (1).

Quelles sont les formes que prendra ce sommeil ? Tantôt ce ne seront que de simples syncopes, des hallucinations fugitives ; tantôt le somnambulisme apparaîtra, accompagné ou non d'extase, la catalepsie seule ou compliquée, partielle et passagère parfois, le coma et la léthargie.

Comment se produira-t-il ? Tantôt tout seul, c'est-à-dire comme conséquence d'un état hystérique qui se compliquera d'une de ces formes ou de plusieurs à la fois. Tantôt provoqué, et la découverte de l'hypnotisme pourra nous édifier sur son apparition.

D'où deux paragraphes pour l'étude de ces deux manières d'arriver à un résultat qui est le même dans les deux cas.

§ 1. — *Du sommeil hystérique naturel.*

L'attaque hystérique convulsive peut, comme nous l'avons dit, ne pas suivre sa marche ordinaire ; elle sera suivie immédiatement des complications particulières que nous allons étudier, ou en revêtira d'emblée les for-

---

(1) Lasègue. Arch. gén. de méd.; 1865.

mes. De quelque façon que débute l'anomalie de l'attaque, secondaire ou primitive, ce sera toujours par de la catalepsie, de l'extase, du somnambulisme, du coma ou de la léthargie qu'elle se manifestera. Pour plus de précisions, prenons chacune de ces formes à part, quitte à montrer ensuite que l'hystérique dans son sommeil anomal peut présenter successivement ou à la fois, dans une même attaque, quelques-uns de ces phénomènes.

Catalepsie. — « La catalepsie, dit le professeur Lasègue (1), est constituée dans sa plus haute expression par une sorte de coma ou d'insensibilité absolue, qui annule les fonctions de la vie de relation sans porter atteinte aux fonctions de la vie végétative, et par l'aptitude qu'a la malade de conserver passivement les attitudes, quelles qu'elles soient, qu'on impose à ses membres. Non-seulement le malade ne fait pas d'effort volontaire pour changer les positions les plus incommodes, mais le membre reste immobile et tendu sans fatigue. La vie se continue ainsi, comme chez les animaux hibernants, pendant un temps illimité. L'invasion est ordinairement subite, et cet étrange état cesse comme il est venu, soudainement, sans cause appréciable. » Bien que l'on n'ait guère que rarement l'occasion de voir cette catalepsie, caractérisée par la longueur des accès, par une chance toute fortuite, j'ai pu être témoin de deux cas de catalepsie remarquables et qui ne laissent aucun doute sur leur provenance hystérique. L'un dans le service de M. Desprès à l'hôpital Cochin, dont

(1) Arch. gén. de méd., 1865, t. II, p. 393.

la presse, même non médicale, s'est fort émue, et dont l'observation que je trouve fort bien donnée dans la *Revue scientifique*, m'a permis de mieux connaître les détails de ce long sommeil, que je n'avais vu qu'une ou deux fois. Le second est celui de cette jeune femme, encore aujourd'hui dans le service de M. Lasègue, qui présente à un très-haut degré, outre la propriété de tomber en catalepsie spontanément, à la suite de la première impression désagréable, celle plus particulière de pouvoir être endormie rapidement par l'occlusion des paupières avec la main, suivant le procédé ingénieusement trouvé par M. Lasègue lui-même, depuis longtemps.

Mais cette catalepsie longue, à accès illimités, on n'en trouve point d'observations, autres que chez les hystériques. « Cette loi absolue, remarque M. Lasègue, qui n'a jusqu'ici souffert aucune contradiction, a été signalée sans qu'on songeât à profiter des renseignements qu'elle renferme. » M. Briquet n'admet qu'un rapport de coïncidence entre la névrose hystérique et la cataleptique, et tout en reconnaissant une certaine affinité entre elles, il ne voit dans une attaque de catalepsie survenant chez une hystérique qu'une complication ; il reconnaît pourtant que la catalepsie se rencontre plus fréquemment avec l'hystérie qu'avec toute autre maladie. Qu'il soit vrai que les hommes soient atteints de cette névrose, c'est ce dont on peut s'assurer en lisant Bourdin (1), ou le mémoire de M. Puel (2). Ce dernier a rassemblé 148 observations, dont 68 hommes et 80 fem-

(1) Bourdin. Traité de la catalepsie, 1841.
(2) Mém. Acad. méd., 1856, t. XX.

Espanet.   4

mes. Mais jusqu'à M. Lasègue, personne n'avait songé à établir cette distinction de durée, qui, à défaut de preuves plus désirables et plus convaincantes encore, doit forcer la raison à avouer ce que la pathogénie ne peut expliquer pleinement. Le fait matériel existe, et si je prends des chiffres que j'emprunte à la statistique si bien faite de M. Puel dans son mémoire, je trouve depuis le commencement de ce siècle 1802 jusqu'à 1855, pour 58 cas où le sexe est établi : 41 femmes et 17 hommes.

Pour 32 femmes, dont l'âge est noté,
on en trouve : 6 de 8 à 15 ans. — Pour 11 hommes : 2 de 8 à 15 ans.

8	15	20	—	1	15	20
8	20	25	—	3	20	25
5	25	30	—	2	25	30
1	30	40	—	2	30	40
3	40	50	—	1	50	
1	50	55	—			

Sur les 32 femmes, 16 ont la durée de l'accès notée. Sur ce nombre, on a 7 femmes qui ont présenté des sommeils de deux à vingt et un jours, dans les limites d'âge de 17 à 30 ans. Sur 11 hommes, pour 3 dont la durée de l'accès est notée, on a deux heures, 40 heures et un quart d'heure pour les âges de 24, 40 et 45 ans.

Sur les 148 observations, si l'on regarde la durée de la maladie chez ceux qui l'ont notée, on trouve que :

sur 18 femmes, elle a été de :			sur 11 hommes, elle a été de :	
2 heures chez 1 femme.			1/4 à 40 h. chez	3
1 à 7 jours,	7	—	1 à 8 jours,	6
2 à 3 mois,	3	—	2 à 4 mois,	2
1 à 8 ans,	7	—		

Marie Lecomte (obs. 4) dormit six jours pleins. La malade M. Lasègue (obs. 2) s'endormait tous les deux ou trois jours et son sommeil était d'une durée de deux à trois heures.

Je fais remarquer tout d'abord, qu'en général, c'est une frayeur, une émotion vive et profonde qui détermine l'attaque de catalepsie qui est légère et peu durable. Mais lorsque l'accès s'établit sans cause apparente, ou comme conséquence et suite de convulsions hystériques ou de symptômes hytériformes marqués, c'est toujours une femme et une femme hystérique qui le présentera. Et chez elle, si la première attaque a été précédée d'accès de convulsions, on verra bientôt, à peu près toujours, la crise cataleptique remplir toute la scène, sans aucun prologue hystériforme. Chez la jeune fille de l'obs. I, c'est à la suite de convulsions hystériques que les attaques débutent : puis elles arrivent toutes seules, subitement ; c'est un sommeil invincible auquel succombe la malade. Marie Lecomte tombe en léthargie, après avoir présenté de la dysménorrhée, des vomissements incoercibles, de l'aphonie et de l'anurie ; au bout de vingt-quatre heures environ, la rigidité musculaire se manifeste et dure six jours pleins, pour reparaître ensuite plusieurs fois pendant trois à seize heures. Le temps qui sépare les attaques est marqué par l'extase et du somnambulisme, qui sont le dernier terme d'un état qui avait duré un mois.

Cette remarque que je fais après M. Lasègue, M. Briquet l'avait déjà reconnue : mais il ne croit pas devoir en tirer la conclusion de l'unité de l'hystérie et de la catalepsie chez la femme, et ne voit dans ces cas, comme je l'ai dit, qu'une complication. Il est certain qu'abstraction faite de question de durée, on ne pourrait rien affirmer, et on ne pourrait faire de la catalepsie chez l'hys-

térique une des manifestations de la névrose. Mais déjà,
avec la question de durée que j'ai examinée, on a pu
remarquer que les femmes seules ont présenté cette
ténacité du mal, qui a duré de un à huit ans. Il n'est,
pour ainsi dire, arrivé chez l'homme, que comme un
accident passager, qui a cessé avec la cause qui l'a produite. Mais chez l'hystérique, la cause est dans le tempérament général lui-même, et comme la cause pro-
ductrice est longtemps et indéfiniment persistante, la
catalepsie se montre avec les caractères de l'affection
qui lui donne naissance. Tout à l'heure, en parlant des
catalepsies partielles et passagères, dont M. Lasègue a
donné le premier la description et montré la manière
de les produire, on verra avec quelle étonnante facilité
on arrive chez les hystériques à produire ces états particuliers. L'exemple d'Emilie J. (obs. 3) est le meilleur
que je puisse citer.

Aussi, sans conclure de l'identité de la catalepsie et
de l'attaque hystérique, je ne puis admettre pleinement,
avec Bourdin et Briquet entre autres, cette dualité de
névroses occupant le même organisme et agissant ensemble. La catalepsie et l'hystérie ne font qu'un chez la
femme, quand elles s'y montrent; la catalepsie n'est
chez elle qu'un état plus fort, plus grave, plus avancé
de la névrose hystérique. Elle s'y manifeste avec des
caractères de prodromes particuliers, d'accès souvent
très-longs, entrecoupés de somnambulisme, et de durée
illimitée : tous caractères qui ne se rencontrent pas chez
l'homme.

Comment se montre l'attaque cataleptique chez l'hys
térique? Elle peut s'établir de trois manières: ou une
crise convulsive précède l'attaque d'immobilité et de

contracture générales, ou la rigidité cataleptique se
montre la première pour être remplacée par les accidents hystériques, ou les attaques convulsives et de rigidité alternent ou se confondent, une moitié du corps
étant en catalepsie, l'autre moitié pouvant se livrer à
des mouvements désordonnés. Ces trois manières de
s'établir peuvent se rencontrer chez le même sujet. On
voit chez Marie Lecomte, chez la malade de l'obs. II,
chez Emilie J., la catalepsie précédée de phénomènes
hystériques parfaitement accusés. Puis nous voyons
chez Emilie J., l'attaque cataleptique arriver d'emblée
et être suivie de pleurs, de vomissements de sang, de
migraine et courbature pendant plus de vingt-quatre
heures. Enfin on trouve dans l'observation 19 du traité
de la catalepsie de Bourdin, p. 70, une jeune fille de
19 ans, dont « la catalepsie, quelquefois, était accom-
qnée de suffocation utérine, à laquelle on voyait succé-
der souvent de violentes convulsions et un délire bien
plus spirituel qu'à l'état sain. » En 1841, il était permis
de douter encore avec Bourdin de l'identité de la catalepsie chez une hystérique et de l'hystérie ; et si cet auteur pouvait dire alors qu'on avait prétendu à tort que
les accès cataleptiques pouvaient se montrer successivement, soit en suivant un ordre régulier, et en alter-
nant, soit en survenant à des époques variéés, et que
les auteurs de cette proposition n'avaient point
cité d'exemples, aujourd'hui ce ne peut plus être une
idée théorique. Ne voit-on pas, par exemple, chez
Emilie J., la catalepsie n'apparaître que rarement d'a-
bord, puis à volonté, parce que sur les indications de
M. Lasègue, on la fait surgir quand on veut, et qu'elle
prend de suite les caractères principaux de l'affection.

Extase et somnambulisme. — Je réunis ces deux états, parce qu'il est difficile de les séparer. Il n'y a entre eux qu'une différence de plus ou moins, l'extase n'étant souvent manifestée que par une mimique très-peu accentuée, jointe à des paroles qui s'adressent en général à des êtres invisibles et surnaturels ; le somnambulisme, comme l'indique l'étymologie (*somnum, ambulare*), donnant plutôt l'idée de mouvements et actes variés, mais inconscients puisqu'ils ont lieu pendant l'état de sommeil.

Albert Lemoine, mon oncle de vénérée mémoire, dont les écrits médico-philosophiques obligent tout médecin à compter parfois avec lui, a déjà traité dans son remarquable ouvrage *Du sommeil* (1855), ces questions de haut intérêt pratique. « La contention excessive de leurs désirs ou de leurs pensées, dit-il en parlant des mystiques, vers un monde supérieur ou fictif les ravit, à la première occasion, à celui que leur corps habite, et, ne pouvant briser l'alliance établie par Dieu entre l'ange et la bête, trouble misérablement l'harmonie des organes et de leurs fonctions. L'hystérie et le mysticisme, choses si différentes et si peu comparables, qu'on est étonné d'en rapprocher seulement les noms, arrivent à produire les mêmes résultats ; et, grâce à l'influence réciproque des organes sur l'âme et de l'esprit sur le corps, la malade hystérique et madame Guyon, parties de points si différents, se rencontrent dans les extravagances ou les merveilles d'un somnambulisme extatique. »

Je ne puis suivre le philosophe spiritualiste dans ses aperçus théoriques et souvent métaphysiques. Il me faudrait peut-être, si j'abordais ces questions délicates où la religion et la maladie semblent s'être unies pour former ce bizarre état, auquel on a donné le nom de « maladie mystique, » entrer dans des discussions que je ne crois pas nécessaire de soulever ici. Mais que l'extase soit mystique ou non, que l'hallucinée converse avec la divinité ou avec des personnes vivantes, présentes ou non, c'est toujours le même état, et ce n'est pas parce que « le somnambulisme ne ravit l'âme qu'au monde extérieur, et que l'extase la ravit à elle-même » (1), que, comme médecin, j'ai besoin d'établir une distinction entre deux états identiques quant au fond.

Je suis heureux d'avoir pu donner, grâce à l'obligeance de M. le professeur Lasègue, qui a pris la peine de me la dicter lui-même, l'observation I de cette jeune fille qui offre un exemple frappant de somnambulisme hystérique. Son histoire est intéressante et instructive dans tous ses détails. Après une maladie où des accidents purement cérébraux lui ont occasionné la perte visuelle d'un œil, à l'âge de 11 ans, maladie qui est un véritable trait d'union, cette jeune fille débute, à 16 ans, par des phénomènes cérébraux de terreur, où la « plasticité de l'idéation » lui fait voir sans cesse sa nourrice en délire. Puis éclate la maladie hystérique, deux ans après, à la vue du cadavre de son parent : première crise de grande hystérie. A cette attaque succèdent, pendant le jour, des accès brusques de sommeil léthargique, sorte de catalepsie sans raideur musculaire, où les yeux sont convulsés et tournés en arrière, et la sensibilité générale complètement éteinte. Le soir, en s'endormant, le somnambulisme se montre chez elle avec des symptômes singuliers : hyperesthésie sensorielle que le

(1) Albert Lemoine. Loc. cit., p. 296.

moindre attouchement de la peau, même à travers les couvertures du lit, réveille au point de convulsionner la malade, mais hyperesthésie cessant aux attouchements d'une personne privilégiée. On pourrait objecter que la malade regarde la personne qui la touche; mais M. Lasègue fait remarquer que la jeune fille est plongée dans le sommeil et le visage tourné vers le mur, l'appartement dans l'obscurité. Il y a de plus hyperacousie intense lorsque la personne privilégiée parle à voix basse : mais tout autre bruit ne lui donne aucune sensation auditive. M. Lasègue, pour s'assurer pleinement du fait, fit tomber une assiette sur le plancher qui s'y brisa : la malade ne donna pas le moindre signe d'audition.

Mais à côté de ces cas d'hyperesthésie suraiguë, on rencontre des extatiques chez qui règne la plus complète anesthésie. Qui n'a pas lu les récits émouvants de Carré de Mongeron, où nous voyons des hystériques extatiques subir avec la plus complète insensibilité et le quiétisme le plus inconcevable des traitements inouïs : coups de chenets et de bâton, piétinement de plusieurs personnes sur le ventre, etc., etc.

Enfin, le somnambulisme, dans une forme plus mystique, nous montrera Louise Lateau, la stigmatisée de Bois-d'Haine (1), présenter tour à tour cette hyperesthésie cutanée remarquable dans les premières phases de son extase du Calvaire, puis une anesthésie complète avec refroidissement des extrémités. Mais à ces phénomènes, s'en joint un nouveau : la *stigmatisation*, phénomène d'écoulement sanguin, qui fit d'abord crier au miracle, puis que Conheim, entre autres, essaya d'expliquer par sa théorie sur la diapédèse. Toute merveilleuse

(1) V. la Revue scientifique du 10 avril 1875.

et surnaturelle que puisse paraître la stigmatisation, ce qui me frappe le plus là-dedans, ce n'est pas cet écoulement sanguinolent à des places particulières et électives, mais c'est de trouver des gens qui, parce que leur raison ou les lois de la physiologie pathologique ne leur donnent pas tout de suite la clef de cette mystérieuse fonction, s'adressent de suite à la divinité comme l'auteur de telles merveilles. A. Lemoine dit avec justesse : « Si l'extase était le privilége des âmes pieuses et des grands génies, on pourrait la prendre pour un véritable enthousiasme; mais c'est plus encore le privilége des organisations maladives, des esprits égarés, des hystériques et des fous » (1).

J'ai su qu'en octobre dernier, à Manosque, près de Marseille, se trouvait une jeune fille, copiant à peu près Louise Lateau par son extase stigmatique. Mais les stigmates ne ressemblaient guère qu'à des éraillures d'épingle, la jeune fille avait dans son délire, qui, du reste, la prenait aussi chaque vendredi, quelques mouvements cyniques du bassin, et son idéation portait sur *une belle dame* qui lui apparaissait : un colloque muet avait lieu. Mais la *belle dame* avait refusé jusqu'à cette époque de dire qui elle était. Les extases duraient déjà depuis deux mois. J'ai eu le tort de ne pas aller voir la malade, alors que j'étais tout près; mais un médecin recommandable de mes amis, M. le Dr Poucel y est allé, et m'a communiqué ces détails.

Mais il n'y a pas que ces phénomènes que peut présenter la somnambule. On pourrait passer tous les sens en revue successivement, et voir que, suivant les cas, chacun jouira d'une subtilité plus grande, ou d'une

(1) Loc. cit., p. 301.

anesthésie remarquable. M. Charcot parle dans ses cours (1875), mais pour le critiquer, de ce genre de paralysie générale, où la peau seule est intacte, et la malade ressemblera alors à cette jeune fille, dont Hunter raconte l'histoire, chez qui, à l'âge de 18 ans, après de la céphalalgie et des vomissements violents, on vit successivement disparaître la vue, l'odorat, l'ouïe. La peau seule restait sensible, et c'était la seule voie de communication ; on parlait avec elle en écrivant sur sa peau. Hunter, dans cette observation, n'a pas rapporté ces symptômes uniquement au fongus hématode qui siégeait dans le cerveau de la malade, et qui était la vraie cause des accidents.

Toutes ces questions d'acuité d'un sens à l'exclusion des autres reviendront avec plus de raison au paragraphe du sommeil artificiel. En forçant, comme l'a fait M. Lasègue, pour la catalepsie partielle et passagère, les accidents à se produire, l'étude est plus facile par la multiplicité des phénomènes qu'il est loisible de faire naître, pour ainsi dire, à volonté.

Coma et léthargie. — Le mot léthargie (λήθη, ἀργία) est synonyme de mort apparente. A vrai dire l'extase est souvent léthargique, et lorsqu'à l'immobilité absolue, viennent se joindre l'insensibilité générale, la résolution des membres, le pouls imperceptible, la respiration invisible, le refroidissement des extrémités, rien ne manque au tableau pour simuler l'état de mort. Depuis Galien, cet état est connu, et tous les auteurs anciens la décrivent sous le nom de « suffocatio ex utero. » Mais sans passer par les phases du somnambulisme extatique, la léthargie peut s'établir d'elle-même. Mlle X... (obs. 1) s'assoupit tout à coup au milieu des occupations les plus diverses, en mangeant, en faisant de la musique, et ce sommeil dure jusqu'à douze heures durant. Ce n'est plus du somnambulisme, c'est un vrai coma où l'insensibilité égale la profondeur du sommeil.

Le tempérament hystérique a occasionné le plus grand nombre de ces morts apparentes célèbres, et si l'on en croit les auteurs, Vésale n'a pas été le seul à s'y méprendre et à commettre de regrettables fautes. De nos jours, l'erreur n'est plus permise, et nos moyens d'investigations sont trop nombreux pour que de pareilles méprises se renouvellent. La catalepsie est toujours léthargique, lorsqu'elle est complète ; mais il vaut mieux en faire un état à part, parce que la propriété du *mannequin* lui est exclusive.

Les signes de la léthargie hystérique peuvent ne différer en rien des autres léthargies ; et si parfois la malade conserve la fraîcheur du visage et la coloration normale de la peau, il peut exister une pâleur générale. Ce sont surtout les commémoratifs qui guident le diagnostic.

Le seul signe qui existe toujours, c'est la continuation des battements du cœur. On peut observer la syncope hystérique, mais elle n'est jamais si prolongée qu'il n'y ait pas d'intermittence. Les battements du cœur sont parfois si faibles et si rares qu'il faut apporter beaucoup d'attention pour les percevoir.

Mais on a trouvé le moyen de supprimer pour un temps les pulsations du cœur. Muller, si je ne me trompe, entre autres, a remarqué qu'on arrive à les arrêter en faisant une forte inspiration ; on ferme alors la glotte et on comprime le thorax par les muscles expirateurs. C'est ce qu'on a nommé la *syncope volontaire*. Il n'y a certes pas que les femmes hystériques qui se livrent à ces dangereuses expériences, et, si j'en parle, c'est parce que je les crois plus capables que d'autres d'essayer, le besoin de simulation et de tromperie étant inné chez elles, du jour où la maladie hystérique est tout à fait développée.

Dans ce sommeil léthargique, alors que ni l'aspect général, ni la respiration, ni les mouvements du cœur n'offrent de signes vitaux, l'iris sera une des meilleures voies de constatation (Bouchut). On sait, en effet, que la pupille se contracte fortement pendant le sommeil en général, et se dilate après la mort, comme au réveil.

§ II. — *Du sommeil hystérique artificiel.*

De même que pour le sommeil hystérique naturel, je n'envisagerai le sommeil artificiel que chez les hystériques. C'est chez la femme, du reste, qu'on peut le mieux l'étudier. En effet, si l'idiosyncrasie du sujet, comme le dirait l'Ecole de Montpellier, est nécessaire pour sa production, la femme est douée au plus haut point de cette facilité par l'essence même de son organisation.

Il me faut pourtant généraliser un moment cette étude, et dans un rapide aperçu historique, remonter jusqu'à la source de son apparition. Est-ce bien Mesmer qui, le premier, découvrit cette puissance de l'homme sur son semblable, par laquelle il peut le plonger dans un état particulier, état auquel on a donné le nom de somnambulisme artificiel? Un professeur d'anatomie, à Vienne, le père Hell, traitait ses malades par des plaques aimantées. Mesmer, de cette idée mère, fit surgir le *magnétisme animal.*

En 1778, on le voit accourir à Paris et révolutionner toutes les académies, les corps savants et la France. entière. D'abord c'est par des *attouchements*, des *passes* et la fixité du regard qu'il opère. Puis il lui faut recourir au *baquet* pour répondre au débordement enthousiaste de ses croyants.

Le marquis de Puységur, de son côté, opère des miracles avec son arbre et sa source magnétiques. Pareil au serpent de Moïse, l'arbre rend la vie et la santé à qui vient en toute confiance en baiser le tronc et boire l'eau qui s'échappe de ses pieds.

Les discussions sans nombre, les rapports de l'Académie de cette époque, semblent porter un coup terrible à cette science occulte; pourtant l'arrêt du 1ᵉʳ octobre 1840, par lequel l'Académie de médecine déclare ne plus répondre aux communications concernant le magnétisme animal, n'abat point les pourpalers, et le magnétisme revit dans l'hypnotisme.

Depuis longtemps on avait trouvé le moyen de plonger les sujets dans un sommeil artificiel en leur faisant fixer attentivement un objet brillant placé à une faible distance et au-dessus des yeux. Par ce moyen, on produit exactement ce que Mesmer produisait avec son baquet, et Puységur avec son arbre. Mais les effets sont moins extravagants, parce que l'esprit du sujet n'est plus surexcité. Le sommeil et l'anesthésie sont complets, et la chirurgie croit, un instant, avoir en main un rival puissant de l'éther et du chloroforme. Cloquet déjà, en 1829, avait amputé un sein chez une femme magnétisée par Chaplin. En 1845, c'est Loisel qui ampute une jambe, et l'année suivante, enlève un paquet de glandes cervicales dégénérées. Velpeau et Broca font paraître l'observation d'une opération faite dans les mêmes conditions (1). Puis Azam (2), Broca et Follin, Verneuil tour à tour tentent des expériences.

Le vrai départ de la nouvelle méthode s'était fait en Angleterre, à Manchester, où le Dr Braid l'avait proclamé ; et le *braidisme* ou *hypnotisme* fit croire un instant qu'on arriverait à une explication plus claire que celle du magnétisme animal, tout en produisant les mêmes effets.

L'hypnotisme est-il le dernier mot de la science sur cette question ? « Je ne le pense pas, écrit M. Azam (3). S'il est jusqu'ici le meilleur moyen de provoquer le sommeil nerveux chez un certain nombre de personnes, il n'agit pas indistinctement sur toutes. »

Si l'on est parvenu chez l'homme, hypnotiquement ou magnétiquement, à produire des effets plus ou moins probants, et si l'on ne comprend cette action que par le mécanisme du système nerveux qui est modifié dans ses propriétés, on conçoit sans peine que la femme, plus irritable, plus nerveuse que l'homme, sera plus facilement impressionnée par ces manœuvres extérieures. Dans toutes les expériences magnétiques ou hypnotiques, on voit toujours que la femme est le sujet le plus docile à se plier à ces états artificiels. Et si chez M. Verneuil, s'hypnotisant lui-même, on ne trouve qu'une catalepsie locale et passagère du bras, avec quelques vertiges, sans perte de connaissance, la première femme venue, sans tant d'efforts, présentera plus vite et plus

_____

(1) Académie des sciences ; 5 décembre 1859.
(2) Archiv. gén. de méd.; janvier 1860.
(3) Idem.

facilement des séries de phénomènes bien plus accentués et concluants.

M. Lasègue (1) a montré qu'un moyen fort simple amenait les mêmes résultats. Qu'on applique la main sur les yeux d'une hystérique, ou qu'on lui ferme les paupières par n'importe quel procédé , elle présentera les divers degrés du sommeil artificiel , depuis le simple engourdissement général , jusqu'à l'anesthésie complète et la catalepsie accomplie. C'est ainsi qu'on peut le voir, les élèves du service de M. Lasègue endorment Emilie J..., et que je l'ai vu endormir moi-même une fois.

Dans la thèse de M. Baillif (2), je trouve cette remarque, à propos d'une observation d'une hystérique qu'on avait endormie par tous les moyens précédents : « La jeune fille dont il est parlé a présenté un cas bien remarquable. M... voulut voir s'il pourrait endormir à une grande distance ; il prévint la jeune fille que le soir il l'endormirait à huit heures. Le soir venu, M... avait complètement oublié sa promesse ; mais il n'en fut pas de même de la jeune fille, qui s'endormit à huit heures et quelques minutes, du sommeil artificiel, s'entend ; jusqu'au lendemain elle fut dans cet état, et ce ne fut qu'à la visite du matin que M... la réveilla. Sa faiblesse était extrême ; et il ne fallut pas moins de cinq jours pour la remettre de cette fatigue nerveuse. »

Nous voilà en possession de tous les moyens employés jusqu'à ce jour pour produire le sommeil artificiel. Peut-on essayer d'y chercher des différences dans les résul-

(1) Lasègue. Arch. gén. de méd. ; 1865.
(2) Baillif. Thèse de Strasbourg, 1868, n° 101, p. 63.

tats? Certainement il y en a, et de très-grands. Chez le sujet magnétisé par le regard et les *passes*, on obtient plus difficilement la catalepsie et l'insensibilité, mais le dormeur peut conserver encore une relation auditive avec le monde extérieur. On lui pose cette question, à laquelle la négative seule devrait répondre, s'il y a réponse : Dormez-vous? et il répond : Oui, je me sens endormi. L'imagination continue à être éveillée : Madame P. P... rend compte de ses sensations. Elle prétend que je l'endors mieux qu'un autre, et que son sommeil lui procure un bien-être véritable. Insensible aux piqûres d'épingle, elle arrange son bonnet sur la tête, les yeux toujours fermés. Elle marche, quand je lui commande de se lever et de marcher. Chez une autre, ce sera l'hyperesthésie de la mémoire. Une magnétisée indique l'endroit où se trouve une clef qu'elle a égarée depuis longtemps, et à son réveil, elle est très-étonnée de la retrouver sur la cheminée, où son opérateur l'a placée sans l'avertir.

Chez l'hypnotisée, ce sont presque de vrais effets chloroformiques que l'on obtient. Dans les premiers moments, il y a surexcitation du système musculaire, puis dépression générale, et anesthésie plus ou moins complète. L'intelligence et l'imagination sont le plus souvent inertes, et ce ne sont plus des somnambules que l'on voit, mais des cadavres, où la vie n'est plus représentée que par le choc du cœur et la respiration affaiblie.

Pourtant, lorsqu'on examine ces divers effets produits par des procédés différents, on arrive bientôt à les regarder comme partant de la même cause. Le système nerveux de la vie de relation est touché et modifié dans ses attributions : là il persistera en certains points, pour être impressionné par le bruit extérieur. L'ouïe persistant, le patient comprendra et répondra ; mais sa sensibilité générale est annihilée. Ici, plus rien ne persiste, l'isolement d'avec le monde extérieur est complet, etc. On le voit, ce n'est toujours qu'une question de plus ou de moins.

Quant aux effets éloignés, on les retrouve à peu près constants ; cessation complète dès le réveil, dès le retour à la vie de relation, de tous les symptômes d'anesthésie, de contraction ; du côté de l'intelligence, amnésie complète de tout ce que le sujet a fait ou dit pendant son sommeil.

Je n'ai pas la prétention d'expliquer cette faculté que possède la femme, et l'hystérique au plus haut degré, d'être endormie, et de présenter dans ce sommeil artificiel des symptômes un peu en dehors de la physiologie normale.

Briquet (1), parlant de ces questions, nous dit : « Ces faits, bien réels, et qu'on a souvent exagérés, ont paru inexplicables à certaines personnes qui ont cru y trouver la preuve de l'intervention d'une force nouvelle, inconnue qu'ils ont appelé *magnétisme animal*... Il n'est pas douteux que sous l'empire de la préoccupation que donnent les discours et les mouvements qui accompagnent l'action de magnétiser, les sujets impressionnables et convenablement préparés, les sujets hystériques par-dessus tout, n'éprouvent une série de phénomènes nerveux dont le plus saillant est le sommeil et le plus curieux le somnambulisme avec tous les actes qui en dépendent. »

(1) Briquet. Traité de l'hystérie.

Espanet.   5

Dès le commencement de mes études médicales, j'ai entendu des médecins distingués parler de cures merveilleuses opérées au moyen du sommeil artificiel. Des malades, toujours des femmes ou des jeunes filles, arrivées au marasme le plus complet, sous l'empire d'un nervosisme exagéré, de l'hystérie dans ses emportements, ces malades, dis-je, allaient périr d'inanition : leur estomac irritable rejetait toutes les substances introduites. La moindre parcelle d'aliment liquide ou solide provoquait le vomissement. En présence de cette lutte énergique et désespérante, la malade dépérissait et la mort serait arrivée. Alors, à bout de ressources, le médecin endort sa malade par la méthode magnétique : moyennant ce sommeil anomal, où l'irritation nerveuse paraît seule endormie et vaincue, la malade, sur le commandement de son opérateur, prend les aliments qu'il lui présente ; et l'estomac reste tranquille, et la malade digère, et la vie revient pas à pas, par l'usage de ces sommeils factices où elle mange en dormant.

Je viens de donner exactement l'observation d'une jeune dame sauvée ainsi par M. le professeur Chapplain, de Marseille, qui a bien voulu me permettre d'en parler, comme d'une sorte de miracle arrivé, alors qu'il commençait à perdre tout espoir de guérison.

En présence de ces moyens qui semblent différer, dans leur mode de production, quel est celui qu'il faudra choisir, suivant le cas, et comment faut-il s'y prendre pour y arriver.

Et d'abord, y a-t-il un mode opératoire? En général, encore aujourd'hui ; mais pour s'entendre simplement on donne le nom de *magnétisme* aux pratiques qui consistent dans la fixité du regard, *aux passes*, aux attouchements de la part du magnétiseur sur son sujet. On donne le nom d'*hypnotisme* à la méthode qui consiste à fixer le regard du sujet de manière qu'il soit convergent en dedans et en haut, sur un objet quelconque un peu brillant placé à 15 ou 20 centimètres au-dessus de ses yeux.

Lorsque le patient sera endormi par un de ces procédés, relevez-lui de force les paupières ; toujours vous trouverez les yeux convulsés en haut et en dedans. Chez les hypnotisés, par le procédé Lasègue, la même chose est facile à constater.

Si l'on n'a pu, jusqu'à présent, donner une explication du mécanisme de ce sommeil, je doute qu'on y arrive de sitôt. Pour moi, c'est la plupart du temps un effet moral de l'expérimentateur sur sa malade prédisposée, effet qui détermine chez celle-ci une attaque de sommeil, exactement comme un autre effet moral déterminera une attaque de convulsions. L'action physique n'agit que comme transmission. Tel est le fait si souvent reproduit d'hystériques, tombant en catalepsie, en regardant endormir une de leurs compagnes.

On ne peut pourtant guère invoquer d'effet moral sur les hypnotisées par la boule métallique de Demarquay et Giraud-Teulon (1), ou par l'occlusion mécanique des yeux.

Molière a dit : « Si l'opium fait dormir, c'est qu'il a la propriété dormitive. » J'en dis autant des manœuvres hypnotiques, et préfère n'essayer d'aucune explication.

Déjà nous connaissons la plupart des phénomènes produits par le sommeil artificiel ; je les résume en

____

(1) Recherches sur l'hypnotisme. Paris, 1860.

quelques lignes, en les classant, selon qu'ils touchent à la motilité, c'est-à-dire au système musculaire, à la sensibilité, c'est-à-dire au système nerveux ; enfin, aux facultés intellectuelles.

Les phénomènes de *motilité* sont représentés, à peu près toujours, par de la catalepsie. M. Lasègue fait remarquer (1) que ce sont les hystériques calmes, somnolentes, demi-torpides, réagissant peu, plus promptes à pleurer qu'à s'irriter, qui sont les sujets de prédilection pour obtenir les effets cataleptiques par l'occlusion des yeux. La catalepsie peut n'être que partielle, et ne porter seulement, par exemple, que sur les membres supérieurs ; même étant générale, les muscles de la figure résistent à l'action contractive, dans le plus grand nombre de cas ; et s'il y a trismus des muscles masticateurs, les lèvres, que l'on écarte, reprennent leur position première, et la paupière soulevée retombera.

La résolution musculaire est plus rare ; elle peut arriver, après les phénomènes cataleptiques. On sait aussi qu'en frictionnant une partie catalepsiée, on finit par faire tomber la contracture nerveuse et en obtenir son entière résolution.

Mais il peut très-bien se faire qu'aucun de ces phénomènes ne se présente, et la patiente conserve, tout en étant endormie, l'entière direction de ces mouvements. C'est ainsi que Mme P.P. obéissait quand je lui disais de marcher, mettait son bonnet et répondait autant par des signes de tête que verbalement. Mais jamais elle ne faisait un mouvement d'elle-même, et c'était toujours sur l'ordre de son opérateur.

Les phénomènes de la *sensibilité* ne sont pas moins

(1) Lasègue. Arch. gén. de méd., 1865.

importants. L'anesthésie générale, quoique non constante, se montre assez fréquemment ; on la trouve toujours partiellement sur quelques points du corps ; mais dans ces cas, il faut s'assurer si elle n'existe pas primitivement, comme conséquence de la maladie hystérique.

L'hyperesthésie générale est rare. Mlle X... (obs. I) en offre un bel exemple, quoique son hyperesthésie soit élective au plus haut degré.

L'hyperesthésie partielle existe tantôt pour le sens général, tantôt pour les sens en particulier. L'ouïe très-souvent est conservée, mais l'électivité se montre encore ici avec des phénomènes capricieux qu'il est difficile de bien saisir. L'odorat est le plus ordinairement insensible, mais lorsqu'il y a hyperesthésie, ses propriétés tiennent du chien pour la subtilité. Le goût peut être dépravé au point de donner à l'eau pure les saveurs les plus variées, et réciproquement. Le tact et le sens musculaire peuvent arriver à la perfection qui donnera lieu aux prodiges qu'accomplissent, en dormant, les somnambules : écrire, enfiler des aiguilles, marcher, en se dirigeant, sans s'accrocher, etc.

Onimus explique ces hyperesthésies partielles par le fait de l'*isolement* de la vibration nerveuse (1).

Les *facultés intellectuelles* présentent des phénomènes bien autrement extraordinaires, et c'est ici que les amateurs du surnatuel se sont complus dans des idées d'intervention divine ou diabolique. Ce qui frappe au premier chef, c'est la soumission de la patiente qui obéit docilement à celui qui l'a endormie, et semble avoir abandonné complètement la direction de son libre-arbitre.

(1) Philosophie positive, mai-juin 1868.

« S'il est vrai que le somnambule obéit souvent à l'artisan de son extase comme à un maître ou tout au moins comme à un guide, s'il est vrai que la volonté de l'un remplace en quelque sorte celle de l'autre, il est aisé de concevoir que la volonté du magnétiseur éveillé, maître de son bon sens, capable de se proposer un but, de corriger une erreur, de redresser un écart, de ramener la pensée qui s'égare, dirigeant par des questions l'esprit de l'extatique, rende les hallucinations de celui-ci, non pas plus merveilleuses mais plus raisonnables, le force à s'appliquer de nouveau à un objet mal conçu, à chasser une hallucination importune, à suivre un certain ordre dans l'enchaînement de ses idées ; en un mot, que, remplaçant en quelque façon la volonté absente du somnambule, elle rende le délire de celui-ci une imitation moins infidèle de la veille. »

Voilà ce qu'A. Lemoine (1) dit du somnambule, en général. Je ne crois rien devoir y ajouter pour ce qui regarde cette docilité que l'on rencontre à un haut degré chez l'hystérique endormie artificiellement.

De même que dans l'extase naturelle, on trouve ici, de temps en temps, l'hyperesthésie de la mémoire, si je puis dire, qui permet à l'hystérique de se rappeler ce que dans la veille elle était impuissante à retrouver.

L'imagination aussi jouera le rôle principal dans les hallucinations hypnotiques. Je ne reviens pas sur la perte complète du souvenir au réveil.

(1) Du sommeil, p. 381.

CHAPITRE III.

MARCHE. — DIAGNOSTIC. — PRONOSTIC.

Il faut, pour s'assurer de la marche que suit l'hystérie, sortir de l'observation hospitalière ; ce n'est point,
dans les hôpitaux, en effet, que l'on peut assister à toute
l'évolution de la névrose, et il se faut transporter dans
le monde pour essayer d'obtenir des notions plus ou
moins exactes. C'est ce que tous les auteurs qui ont
décrit cette affection se sont efforcés de faire remarquer. L'hystérique qui se rend à l'hôpital, y vient ré-
clamer des secours pour une manifestatation grave,
mais qui sera toujours passagère, quelque longue qu'elle
soit.

Faisons observer, tout d'abord, que vouloir assigner
à l'état hystérique une marche et une durée limitées,
comme une maladie ordinaire, serait impossible, même
pour celui qui considère la névrose comme une maladie
définie. Je me suis assez longuement étendu, je pense,
sur l'étiologie de l'hystérie, pour avoir démontré qu'il
est aussi difficile d'assigner le vrai départ de la névrose,
que d'affirmer son entière disparition.

Mais, si on laisse de côté les phénomènes hystériciques, dont la femme n'accuse aucune souffrance réelle,
et que le médecin peut négliger pour les traiter, mais
non pour porter un pronostic plus ou moins éloigné, on

peut assigner aux accidents, franchement hystériques, deux modes de manifestation :

1° L'hystérie se montrera d'emblée, sans prodomes antérieurs, même légers. Une frayeur, une émotion violente surgit ; la femme, qui jusqu'alors n'a présenté rien d'insolite, sera prise tout d'un coup d'attaque de grande convulsion. Ou bien, comme le cas d'Emilie J., une chute amènera du tympanisme, de l'ovarite, une hémiplégie, des vomissements incoercibles ; plus tard même, des attaques de catalepsie. On cherchera vainement, dans ce cas-là, des accès de convulsions qui pourront ne jamais se montrer.

L'affection, une fois établie, ne suit aucune marche régulière. L'état aigu, s'il est permis d'appeler de ce nom les grandes manifestations qui altèrent plus ou moins la santé du sujet, l'état aigu étant constitué, sera parfois tenace ; il diminuera de temps en temps, laissant de courts répits pour reprendre avec autant de force. Puis, sans cause apparente, ou, au contraire, à la suite d'une émotion heureuse, d'un changement de situation, l'hystérique reprendra sa santé d'autrefois et la conservera des années ; mais rien ne pourra affirmer que la même cause, ou une plus futile, ne viendra pas de nouveau la déranger.

2° Après des symptômes médiocrement accusés, mais qui ne laisseront point de doute sur leur nature, la femme impressionnable, nerveuse, facile à émouvoir, sujette à des strangulations passagères, à des douleurs de la région crânienne et du rachis, etc., sera prise un jour d'accidents plus sérieux, le tout débutant le plus souvent par une attaque de grande hystérie. D'autres fois, ce seront des symptômes plus trompeurs : une ar-

thrite qui oblige la malade à garder le lit, de la dysurie, des paralysies, hémiplégie, paraplégie. La maladie,
pour arriver à ce degré, aura mis plus de temps à s'annoncer; elle aura souvent plus de peine à disparaître.

C'est l'hystérie la plus commune. On voit des femmes
passer leur vie à jouir alternativement d'une santé relativement satisfaisante, et à être prise de temps en
temps, tous les jours, tous les mois, tous les ans, de
manifestations plus ou moins graves. C'est un état stationnaire qui a des hauts et des bas, et sur lequel se
greffent, de temps à autre, des accidents plus sérieux.

Quel est le médecin qui, de nos jours, osera affirmer
avec une effection si tenace et relativement si bénigne
dans ses conséquences, si insaisissable dans ses causes
intimes, si étonnante dans ses retours, la guérison radicale ? M. Briquet n'a rien osé affirmer, et se contente
de constater la disparition des accidents, depuis de
longues années, dans quelques cas. L'âge critique, lui-
même, ne fait pas bénéficier les malades de son arrivée,
et des femmes de 60 ans et plus ont continué de montrer des preuves de leur affection nerveuse.

Le diagnostic se porte très-facilement, lorsqu'on a
sous les yeux des attaques de grande hystérie, les sensations que rapportent les malades de boule, de strangulation, de clou, etc.; mais lorsque manquent ces données, on peut y arriver encore par abstraction. Je crois
qu'on peut affirmer que la maladie est rarement à l'état suraigu, et dans ses manifestations les plus graves,
elle permet, chez l'hystérique, un degré de santé relatif
qui persiste et contraste avec la gravité apparente des
symptômes.

Je me rappelle une jeune femme de 32 ans environ,

qui resta couchée pendant près de quatre ans, dans un service de l'Hôtel-Dieu de Marseille. Cette femme avait le ventre météorisé, et ce tympanisme exagéré et persistant laissait supposer toutes les lésions possibles des viscères abdominaux. La percussion était loin de renseigner sur la nature de la tumeur. Cette femme suffoquait continuellement, vomissait de même, et ne se nourrissait guère que de lait ; impuissante à marcher, elle se livrait dans son lit à des désespoirs affreux, pleurant pour un rien, et se plaignant tantôt de battements de cœur, tantôt de points de côté. Le dernier jour d'une neuvaine entreprise pour sa guérison, vit cesser tous ces accidents : le météorisme disparut, et la malade put sortir immédiatement de l'hôpital, aussi bien portante qu'autrefois (1).

On connaît les observations de M. Charcot (*in* Leçons sur le système nerveux), où il relate des guérisons instantanées, accomplies par un effet moral, alors que rien ne faisait présumer de la cessation possible d'accidents qui duraient depuis plusieurs années.

Le pronostic ressort de ces dernières considérations. Si l'on ne considère que la vie des malades, sans doute il sera très-bénin, et devant la disparition étonnante, insaisissable souvent de symptômes très-alarmants, devant la rapidité du retour, momentané il est vrai parfois, à la santé, alors que depuis huit et dix ans, cela s'est vu, les malades sont impotentes et alitées, il est difficile d'assombrir l'avenir par un pronostic défavorable ; mais devant les ennuis sans nombre auxquels

______

(1) Cette malade déjà, avant ces derniers phénomènes, avait présenté antérieurement de pareils symptômes qui avaient été moins longs à disparaître.

sont sujettes la plus grande partie de leur vie, les malades, sans compter les complications douloureuses et terribles, il faut être très-circonspect. Jamais sûre du du lendemain, tant que les conditions matérielles et morales, qui ont occasionné chez elles l'apparition névrotique, ne changent pas en mieux, la femme reste toute sa vie sous le coup des récidives. Heureusement que, débarassée momentanément d'une crise, elle peut toujours espérer n'en plus avoir, ou ne pas s'en douter. Mais pour le médecin, je crois que, son attention éveillée une première fois par des accidents qui ont cessé, il devra s'efforcer de surprendre toute tentative de récidive. Et si le proverbe dit : qui a bu boira, il peut dire avec lui : qui a eu une crise en aura d'autres ; il devra de même se rassurer et rassurer sa malade, lorsque les symptômes, quelque graves qu'ils soient, seront de nature hystique. La malade mourra rarement, on peut dire, de ce mal-là, et si la santé générale se maintient à peu près de son côté, et peut attendre, il arrive toujours une secousse heureuse pour délivrer la patiente.

CHAPITRE IV.

Que peut être l'observation, si on ignore là où est le siége du mal? J'ai essayé de chercher ce siége, et je n'ai pas complètement réussi à le limiter et à le déterminer. Chaque système de l'économie peut s'attribuer à bon droit d'être en partie l'auteur de la névrose, et chacun y coopère de son côté. Le moral et le physique, ou pour être plus scientifique, le cerveau et la moelle, système cérébro-spinal, et le reste du corps, systèmes vasculaire et musculaire sont tour à tour surpris en flagrant délit d'excitation à la maladie, et ils se liguent volontiers ensemble pour accabler de mille maux variés l'être humain.

Aussi me posé–je maintenant cette question : que pourra être le traitement, si on ignore l'observation, ou plutôt son interprétation? Dans une affection où à tour de rôle l'influence physique modifie l'influence morale, et où l'influence morale impose ses désordres à l'être physique ; où les causes, par conséquent, peuvent aussi bien avoir pour point de départ l'état de l'*esprit ou de la bête*, on ne peut que réussir d'occasion, tâtonner la médication, et dans une guérison inespérée, douter toujours de la spécificité du remède. En présence de ces décourageantes vérités, le médecin devra-t-il se croiser les bras et laisser la nature suivre le caprice de sa volonté?

Non : fort heureusement plus embarrassante que réelle, cette impuissance thérapeutique n'est pas assez grande pour qu'en présence des désordres fournis par la névrose, nous ne trouvions à arrêter ses manifestations, à les prévenir, à les combattre.

Faire un traitement prophylactique dès la naissance, tel est le premier soin qu'on doit apporter. Prévenez les premiers symptômes de l'hystéricisme et vous éloignerez les désordres de l'hystérie. Malheureusement il faut compter avec l'éducation actuelle et les conditions de position des jeunes filles dans nos villes et dans nos campagnes. Il n'est pas facile de lutter contre les causes matérielles de la vie commune et ordinaire, et l'enfant aura subi dès le berceau, malgré tout, l'influence pathogénique du milieu où il vit. La chloro-anémie attend déjà la menstruation, et si l'on n'a pas pu fortifier la jeune fille pour supporter la grande fonction, les premiers troubles arriveront.

Le traitement de la maladie confirmée repose sur un certain nombre de moyens dont l'expérience a établi l'influence salutaire : l'hydrothérapie, sous forme de bains tièdes pour les sujets très-irritables, sous forme de douches et d'affusions froides pour les autres.

Le bromure de potassium fait des merveilles en commençant; mais, comme tous les autres agents pharmaceutiques, s'il n'agit vite, l'intolérance gastrique se joint à la suppression de l'action voulue pour en annihiler le bienfait désiré. L'acide arsénieux est joint aux préparations ferrugineuses, lorsque existe l'anémie. Tous les antispasmodiques ont été employés, mais ils ne servent réellement qu'à l'instant des violences nerveuses; c'est alors qu'on pourra obtenir quelques résultats de l'assa fœtida, du castoréum, du camphre, de la valériane, voire même des sels d'argent et de zinc. La belladone et l'opium ont été de même préconisés.

Voilà pour les indications générales. Les indications particulières prennent place, lorsqu'il faut traiter les convulsions, contractures, paralysies, vomissements, etc. On a vu Récamier s'asseoir sur l'abdomen de sa malade en convulsion hystérique, et M. Charcot, à l'exemple des exaltées de Saint-Médard qui le demandaient, mais avec plus de discernement, procurer par la compression des ovaires, surtout du côté gauche, un arrêt des convulsions, et l'avortement de la crise, lorsqu'elle était faite à temps.

L'électricité faradique ou galvanique agit très-bien sur les contractures et les paralysies. Les injections sous-cutanées de morphine réussiront dans les hyperesthésies.

S'il faut combattre en outre des vomissements opiniâtres, on aura recours à la glace, à l'opium. C'est ici, qu'après des médications inutiles, en présence du danger imminent, on pourra se servir du sommeil artificiel.

« Le magnétisme animal ne pourrait-il pas être utile sans être vrai? s'est demandé A. Lemoine (1). C'est-à-dire, sans que le sommeil et le somnambulisme fussent jamais produits par un fluide magnétique ou par tout autre agent analogue, l'état particulier où ils plongent nos organes, le dégré de délicatesse ou d'énergie qu'ils donnent à certaines facultés de l'âme, ne pourraient-ils pas exercer une salutaire influence sur la santé du corps?

(1) Loc. cit., p. 399.

J'ai déjà parlé de cette influence heureuse dans les cas où, prise de vomissements incoercibles, la malade, plongée dans le marasme le plus affreux, retrouve sa santé par ces sommeils factices qui permettent la digestion facile des aliments. Je crois que tout médecin peut se servir d'un moyen qu'il laisse trop souvent à l'exploitation des charlatans et à leurs jongleries. Je saurai très-bien, sinon l'expliquer, du moins le débarrasser de toute intervention surnaturelle et ne croirai que faire mon devoir en utilisant un secours que la nature a placé dans le mal lui-même.

La médication, qu'on pourrait appeler homœopathique, qui consiste à provoquer les crises de catalepsie chez les malades qui y sont sujettes, de manière à en régulariser la marche, n'a pas paru jusqu'ici produire de grands avantages. Telle est l'observation peu probante de la cataleptique de M. Pau de Saint-Martin (1), traitée par l'hypnotisme.

Ce moyen pourrait être utilisé peut-être avec avantage dans les hyperesthésies douloureuses, les migraines, les névralgies.

A propos de la chorée hystérique, M. Briquet donne cette observation : « J'ai vu une jeune fille atteinte de convulsions continues de tout un côté du corps, être améliorée notablement sitôt qu'on la magnétisait, et avant même qu'elle fût tombée dans le sommeil dit magnétique. Ses convulsions se ralentissaient visiblement, et cessaient complètement au bout de quelques instants. Le calme durait une ou deux heures après le réveil de la malade. »

(1) Thèse de Strasbourg, 24 août 1869.

C'est un effet moral qui agit sur le physique. Impuissant par la médication, il faut faire agir les causes morales. Ici, point de préceptes ; la sagacité du médecin peut inventer des émotions salutaires, ou faire bénéficier les malades de certaines croyances.

En lisant, par exemple, les récits de Carré de Montgeron (1), n'est-on pas assuré que la plupart des malades qui se faisaient guérir au tombeau du diacre Pâris n'étaient que des hystériques.

Et peut-être qu'en bien méditant ces faits et tant d'autres, on trouvera avantage à faire jouer habilement ces divers mobiles chez les malades, et à s'assurer ainsi d'invisibles agents de la thérapeutique.

(1) Carré de Montgeron. Paris 1733.